ZWILLINGE

das Magazin

Das Mitmach-Magazin für Zwillings- & Drillingseltern

Band 39
Juli/August 2019

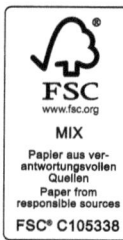
© Marion von Gratkowski
Postfach 40 11 11
D-86890 Landsberg
Tel. 0049-(0)8344-809 95 39
info@twins.de
www.twins.de
Redaktion: Marion von Gratkowski
Titelfoto: Leonie & Leon Kerner mit
Speedy
Fotos & Texte: Privat
Herstellung & Verlag: BoD - Books on
Demand, Norderstedt
1. Auflage Juli 2019
ISBN 978-3-7460-9826-5

ZWILLINGE - DAS MAGAZIN Ausgabe Juli/Aug. 2019 Nr. 39: 7,99 €, auch als E-Book für 5,99 €.
ISBN 978-3-7460-9826-5

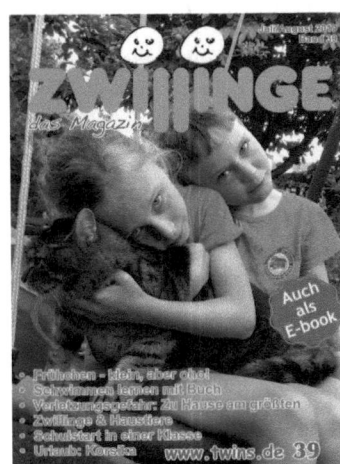

Bestell-bar auf www. twins.de oder im Buch-handel - online & Laden.

Liebe Leserin, lieber Leser,
liebe Zwillingseltern, liebe Drillingseltern,

ich befinde mich in der Ruhe nach dem Sturm ... könnte man sagen. Gerade haben wir die kleine Familie meines erstgeborenen Zwillingssohnes, Maximilian, zu Besuch gehabt. Mit von der Partie natürlich das „Finchen", das Josephine heißt und jetzt zehn Monate alt ist. Als Max, Steffi und Josephine hier ankamen, war das Baby noch neun Monate alt. Nach dem ersten Fremdeln - was mit neun Monaten ganz normal ist - hatte die Kleine vor allem Spaß daran, mit der Oma, mit mir, zu kommunizieren. Über den Tisch hinweg machten wir „Wäh, wäh, wäh, wäh ..." und mussten dann beide lachen.

Krabbeln konnte das Finchen noch nicht, aber blitzschnell wie ein kleiner Seehund über unsere glatten Böden robben. Und schon bald mussten wir aufpassen, dass kleine, neugierige Fingerchen nicht Küchenschränke öffneten oder sich in zuschlagenden Türen einklemmten.

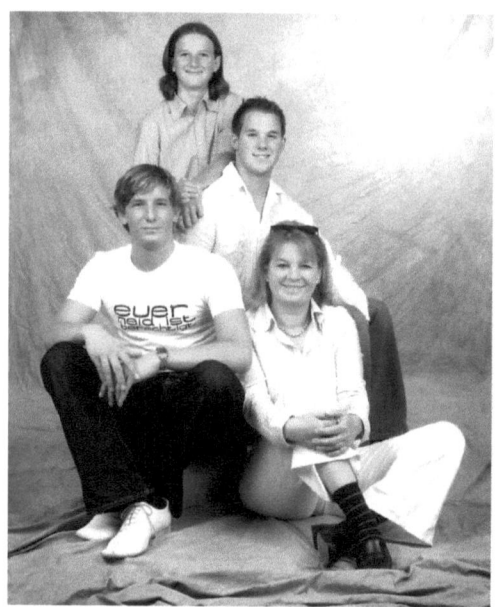

Constantin (von links), Nicolai, Maximilian und Marion von Gratkowski

Zwillinge? - undenkbar!

Schon bald mussten wir feststellen, dass wir mit Josephine manchmal schon ganz schön gefordert, wenn nicht überfordert waren. So viel Power! Und abends natürlich nicht ins Bett wollen ... als Babysitter haben wir Großeltern in dieser Hinsicht komplett versagt. Wir haben sie nicht ins Bett bekommen, als wir auf sie aufpassen sollten, damit die Eltern sich sorgenfrei auf einer Hochzeit amüsieren konnten. Und eine Frage drängte sich auf: Wie haben wir das damals geschafft? Mit zwei Babys? Gut, dass Max und Steffi keine Zwillinge haben, wie ich es ihnen anfangs gewünscht hatte ...

Und ganz klar: Das Finchen kommt nach Max. Sie ist eindeutig besser gelaunt als ihr Vater als Baby. Aber sie ist genauso willensstark und powervoll. Ab Mitte Oktober werde ich sie in Hamburg „hüten", damit ihre Mutter wieder arbeiten gehen kann. (Der Krippenplatz ist erst ab November reserviert). Bis dahin werde ich mich erholen und selbst arbeiten ...

Und das steht in diesem Heft drin

Diesmal lesen Sie etwas von Frühchen, von einer neuen Babytrage, von Sicherheit zu Hause und im Garten, vom Schwimmenlernen und von Zwillingen in der Schule.

Viel Spaß beim Lesen - Ihre/Eure Marion von Gratkowski

ZWILLINGE - DAS MAGAZIN Nr. 40: Was ist darin geplant?

Zu folgenden Bereichen/Themen suchen wir noch Beiträge:

- Schwangerschaft & Geburt
- Kaiserschnitt
- Stillen
- Fläschchen füttern
- Schlaflose Nächte
- Umstellung auf feste Kost (Brei)
- Basteln mit Zwillingen
- Erziehungsthemen aller Art

- Streit, Konkurrenz, enge Verbindung von Zwillingen
- Kindergartenstart
- Schule - Trennung oder nicht?
- Urlaubsideen für den kommenden Herbst & Winter
- Rezepte für das Backen & Kochen mit Zwillingen

Wie Sie Ihre Beiträge schicken können, steht auf Seite 11.

Was finde ich jetzt wo, wenn es hier nicht mehr steht?

- Termine & Veranstaltungen finden Sie ab sofort auf unserer Internetseite www.twins.de
- Eine Übersicht über unser komplettes Buchprogramm finden Sie ebenfalls auf unserer Homepage unter www.twins.de
- Auch all die Hefte der bisherigen Zeitschrift, die man sich noch bestellen kann, sind unter www.twins.de zu finden.
- Neuerungen werden auch auf Facebook auf unserer Seite „zeitschrift zwillinge" oder im Blog www.zwillingemachenkriegenhaben.de bekannt gegeben.

Es lohnt sich also immer, auch einmal einen Blick auf unsere Homepage zu werfen oder einfach den newsletter auf www.twins.de zu abonnieren, da wir Sie dann immer einmal wieder mit unseren Neuerungen bekannt machen.

BEZUGSBEDINGUNGEN

- ZWILLINGE - DAS MAGAZIN löst unsere bisherige Zeitschrift ZWILLINGE ab.
- Erscheinungsweise: zweimonatlich.
- Erscheinungstermine sind: 29. Juli, 30. September, 25. November 2019 (unter Vorbehalt) usw.
- Das Magazin kann einzeln oder im Jahresabonnement 2019 bezogen werden.
- **Einzelhefte** kosten 7,99 Euro plus Porto 1,55 Euro (ab 1.7.2019).
- **Ältere Einzelhefte** sind ebenfalls noch verfügbar.
- **Jahresabo:** 52 Euro inklusive Porto, Befristung auf 6 Hefte, kein Fortlaufen. Keine Kündigung nötig.
- **Portoerhöhungen:** Ab 1.7.2019 sind Portoerhöhung von beträchtlichem Ausmaß zu erwarten. Wir behalten uns vor, unsere Preise dementsprechend kurzfristig anzupassen.

- **Unsere Adresse**: ZWILLINGE, Postfach 40 11 11, D-86890 Landsberg am Lech, Tel. 0049-(0)8344-8099539.
- **Unser Fax:** 0049-(0)8344-809 95 40.
- Einzelhefte und Abonnements müssen vorausbezahlt werden.
- **Unsere Bankverbindung:** Hypovereinsbank Landsberg, Lutz von Gratkowski, IBAN: DE77 7202 0070 6110 3155 60, SWIFT-BIC: HYVEDEMM408
- **Zahlung per Paypal** geht in Verbindung mit unserer E-mail-Adresse. info@twins.de ABER: **Bitte Gebühren zu Ihren Lasten!**
- Alle Rechte für den Inhalt liegen bei Marion von Gratkowski, Verlag von Gratkowski, Postfach 40 11 11, D-86890 Landsberg.
- **Unsere Internetpräsenz:** www.twins.de, E-mail: info@twins.de

Briefe an die Redaktion

Eigentlich wollten wir die Rubrik „Leserbriefe" weglassen. Aber es wäre doch schade, wenn unsere Leserinnen und Leser keinen Beitrag mehr kommentieren dürften. Also - einigen wir uns darauf, nur zwei Seiten (statt bisher vier) zu veröffentlichen.

Schon mehrfach haben wir das neue Zwillingskissen von Zwillingsburg vorgestellt, zuletzt in ZWILLINGE - DAS MAGAZIN Nr. 38. Jetzt erhalten wir positives Feedback einer Doppel-Zwillingsmutter. Die muss es ja wissen. Sie schreibt:

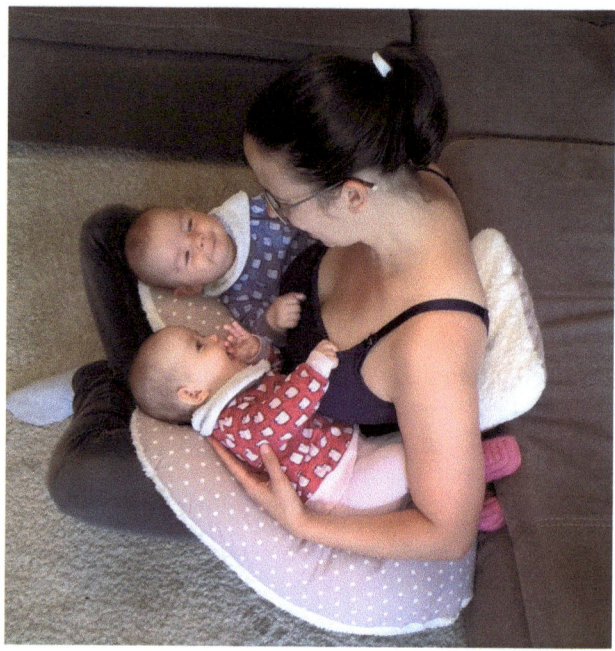

Ich kann dieses Kissen zu 100 Prozent weiter empfehlen an alle Zwillingsmamas da draussen.

Wobei es überhaupt nicht darauf ankommt, ob die Mamas vorhaben, zu stillen oder nicht. Es ist perfekt geeignet, um beide gleichzeitig zu stillen oder Fläschchen zu geben (was bei mir nicht der Fall war) oder auch beide gemeinsam zum Schlafen abzulegen, wenn die Kinder das möchten. In diesem Kissen liegen sie auf jeden Fall sicher und bequem.

Eine Doppel-Zwillingsmutter muss es wissen: dieses Zwillingskissen ist super.

Bei mir ist es so abgelaufen, dass ich das Kissen die ersten zwei Monate täglich mehrmals in Benutzung hatte, gerade wenn beide gleichzeitig Hunger hatten, war es perfekt. Ich legte mir jeweils ein Kind rechts und ein Kind links vom Kissen ab. Dann „schnallte" ich das ganze Kissen fest, legte mir noch ein kleines Kissen als Erhöhung darunter und schon konnte es losgehen. Ich konnte beide Kinder ohne Probleme und ohne Hilfe einer anderen Person aufs Stillkissen drauf legen und auch wieder herunter legen. Bei der Still-position selbst konnte ich beide Kinder zu meiner Brust führen, sie „andocken" und dann bequem sitzen, stillen, und meine Babys dabei sogar streicheln. Sie lagen sicher und bequem.

Wie Ihr seht, bin ich ein sehr begeisterter Fan des Kissens und werde das in meinem kompletten Bekannten-, Freundes-, und Familienkreis weiterempfehlen.

Außerdem bin ich in einigen Zwillings-gruppen in Facebook oder Whats App aktiv. Meine Schwägerin und eine Freundin bekommen bald Zwillinge und ich kann dieses Kissen hierfür nur empfehlen.

Das sagt die Redaktion dazu: Ja, prima! Dann findet ja nicht nur die Redaktion ZWILLINGE das neue Zwillingskissen toll. Und vielleicht gleich ZWILLINGE - DAS MAGAZIN ebenfalls empfehlen.

Rauf auf den Topf ... nicht immer sind die elterlichen Versuche von Erfolg gekrönt. Bettina M. „beschwert" sich ...

Mit Interesse habe ich Euere Themenreihe „Tropftraining" gelesen ... ich wollte in diesem Sommer auch mit dem Topf anfangen. Leider machen mir drei Sachen einen Strich durch die Rechnung: Zwilling 1, Zwilling 2 und das Wetter. Ich stelle mir vor, dass es viel einfacher ist, wenn man sich draußen (im eigenen Garten zum Beispiel) aufhalten kann. Es regnet heute.
Ich gebe die Hoffnung nicht auf und bin sicher, dass wir das bis zum Herbst geschafft haben. Jonas und Jakob sind jetzt fast drei Jahre alt. Ich werde berichten ... für eines der nächsten Hefte.

Frog Urinal für Jungs

Vielleicht klappt's damit besser? Für kleine Jungs gibt's jetzt auch ein Mini-Urinal zu kaufen. Ich hab's gefunden, als ich nach einem Foto gegoogelt habe, um die Leserzuschrift zu illustrieren. Das lustige Urinal gibt's bei zahlreichen Anbietern.

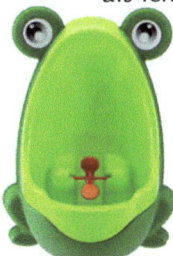

Das sagt die Redaktion dazu: Dann drücken wir die Daumen und hoffen auf schöneres Wetter und einen schönen Beitrag für eines der nächsten Hefte.

Gott sei Dank hebt ZWILLINGE alle Themen auf und so konnten wir Zwillingsmutter Ines mit Osterrezepten aus dem Jahr 2018 helfen ... Sie schickt zum Dank Fotos.

Entschuldigen Sie, dass ich mich so spät zurückmelde. Nach Ostern hatten wir

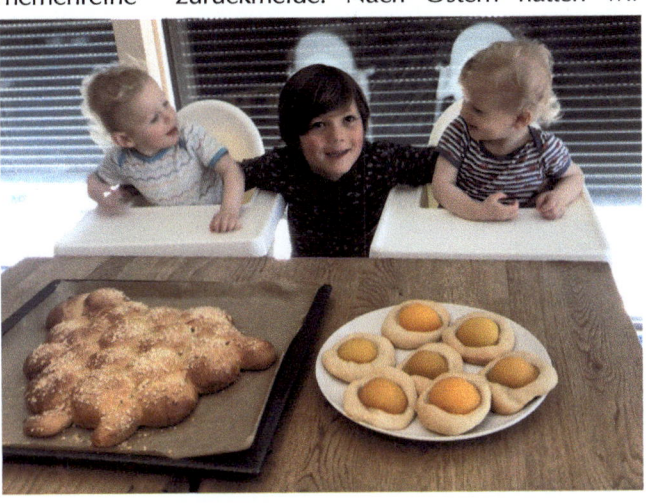

Samuel und die Zwillingsbrüder Bastian und Valentin freuen sich auf den Osterhasen.

Besuch und ein 80. Geburtstag stand an. Wir haben gebacken und Fotos gemacht. Allerdings ist es sehr schwer, alle drei Kinder dazu zu bringen, in die Kamera zu schauen. Die Kinder heißen von links nach rechts Bastian (1), Samuel (5) und Valentin (1). Viele Grüße - Ines R.

Das sagt die Redaktion dazu: Hauptsache, die Osterbäckerei hat noch geklappt und allen hat's geschmeckt. Wir freuen uns über jede Zuschrift - ZWILLINGE ist ja eine Zeitschrift zum Mitmachen!

Frühchen Anna und Peter sind besonders widerstandsfähig

Als Zwillingsmutter Cäcilia noch schwanger war, wunderte sie sich, dass in ZWILLINGE immer auch kritische Themen aufgegriffen wurden. Jetzt hat sie am eigenen Leib erfahren müssen, dass nicht immer alles läuft, wie man es sich wünscht. Sie möchte Eltern in gleicher Situation Mut machen.

Ich lese die Zeitschrift ZWILLINGE seit zwei Jahren und freue mich immer wieder auf die neue Ausgabe. Während der Schwangerschaft kam ich ein wenig ins Grübeln, da viele Berichte nicht nur positive Seiten hatten ... Heute weiß ich, dass auch Negatives angesprochen werden muss, vor allem weil wir zeigen können, wie man positiv damit umgehen kann.

Keine Fruchtwasseruntersuchung - frühe Krankschreibung.

In der 14. Schwangerschaftswoche wurde festgestellt, dass es Zwillinge sind. Von einer Fruchtwasseruntersuchung wurde mir abgeraten. Ich war damals schon 39 Jahre alt.

Ab der 26. Schwangerschaftswoche durfte ich nicht mehr arbeiten. Trotz größtmöglicher Schonung wurden meine Zwillinge dennoch in der 32. Schwangerschaftswoche geboren. Mit einem Kaiserschnitt. Am 19. September kamen Anna und Peter zur Welt. Ihr Gewicht war 950 und 1.580 Gramm und ihre Länge 37 und 43 Zentimeter. Beide hatten bei ihrer Geburt eine Pneumonie und sie mussten im Brutkasten beatmet werden.

Die ersten drei Tage verbrachte mein Mann auf der Frühgeborenenstation. Ich konnte die Zwillinge zum ersten Mal nach drei

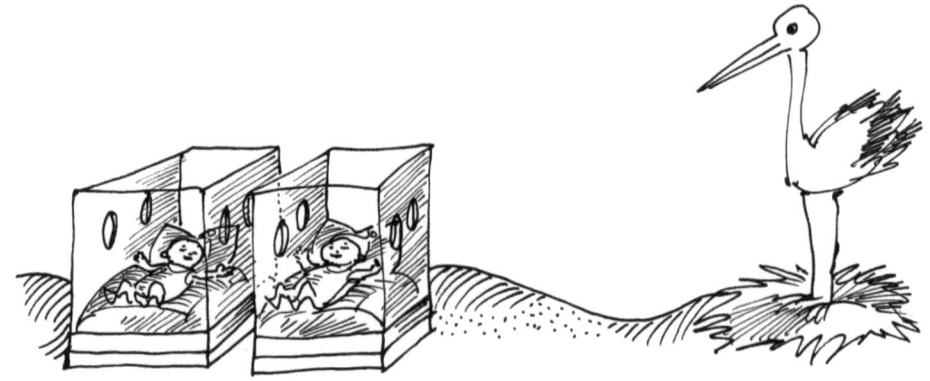

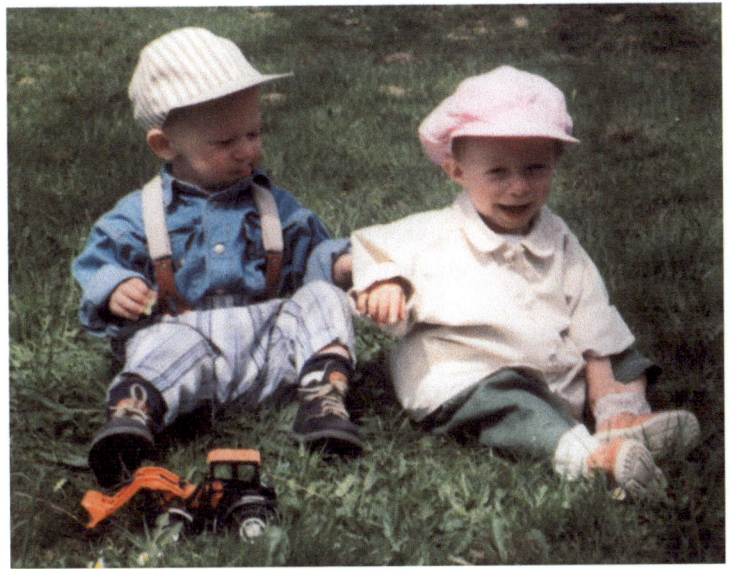

Peter (links) und Anna sind viel an der frischen Luft. Ob sie deshalb so selten krank sind? Als kleine Frühchen haben sie gut aufgeholt. Hier sind sie 20 Monate alt.

Tagen besuchen, weil es mir selbst nicht so gut ging.

Erste Kontaktaufnahme nach drei Tagen ...

Nach vielen Tagen der Ungewissheit erholten sich die beiden dann gut. Ich verbrachte jeden Tag viel Zeit auf der Neo mit den beiden. Jeden Tag wurden sie mir auf die Brust zum Känguruen gelegt. Ich durfte die beiden immer wickeln, baden und später auch füttern, ebenso jeden Tag massieren.

Nach drei Wochen wurde ich aus dem Krankenhaus entlassen und danach fuhr ich täglich die rund 200 Kilometer (Hin- und Rückweg) zum Krankenhaus.

Täglicher Muttermilchtransport.

Ich brachte täglich abgepumpte Muttermilch auf die Station, denn mit dem Stillen kamen wir nicht sehr zurecht. Beide waren zu schwach zum Saugen, erst zu Hause klappte es ein wenig.

Peter durfte am 6. November mit einem Gewicht von 2.300 Gramm nach Hause.

Nun besuchte ich noch weitere vier Wochen Anna auf der Station. Tagsüber versorgte die Oma den ersten Zwilling, bis ich wieder von der Klinik retour kam. Anna nahm ganz langsam zu und erbrach ihre Nahrung sehr oft durch die Nase.

Und dann eine Leistenbruch-Operation!

Als sie ein Gewicht von 2.000 Gramm hatte, wurde sie rechts und links an einem Leistenbruch operiert. Am 5. Dezember konnte ich auch Anna nach Hause nehmen. Nachts musste ich jetzt täglich mindestens zweimal aufstehen, um die Flasche zu geben. Muttermilch habe ich bis zum vierten Lebensmonat dazugefüttert. Die Zeit war sehr anstrengend und hat mich sehr viel Kraft gekostet, aber ich habe es geschafft.

Tagsüber habe ich ein Aupair-Mädchen als Hilfe. Auch jetzt muss ich einmal pro Nacht aufstehen, denn Anna braucht noch immer zusätzlich eine Flasche.

Die Zwillinge wurden regelmäßig von den Ärzten kontrolliert und bis zum Frühjahr habe ich mit Anna Übungen aus der

Bobath Therapie gemacht, da sie durch den langen Aufenthalt im Brutkasten einen verspannten Muskel im Nackenbereich hatte. Jetzt ist auch dies in Ordnung.

Die Entwicklung der beiden verläuft normal und beide sind sehr lebhaft und aufgeweckte Kinder.

Der Gewichtsunterschied der beiden beträgt zwei Kilogramm und Anna ist um sieben Zentimeter kleiner als Peter.

Peter ist der dominantere von beiden und muss alles zuerst haben. Anna gibt ihm oft nach und strahlt dabei trotzdem so eine Fröhlichkeit aus.

Beide gehen zur gleichen Zeit schlafen und sie sind in einem gemeinsamen Zimmer untergebracht.

Nach dem ersten Jahr: endlich weg mit den Monitoren!

Bis zum Ende des ersten Lebensjahres hatten beide Überwachungsmonitoren und wir hatten Gott sei Dank nur Fehlalarme.

Von Eifersucht sind beide geplagt und wir versuchen, beiden sehr viel Liebe zu geben. Keiner soll benachteiligt werden oder sich benachteiligt fühlen.

Da die beiden viel an der frischen Luft sind, sind sie eigentlich sehr widerstandsfähig und kaum krank.

Nur den Mut nicht verlieren!

Obwohl Zwillinge sehr anstrengend sind, haben wir sehr viel Freude mit und an ihnen. Wir könnten es uns ohne die beiden nicht mehr vorstellen. So selbstverständlich ist es ja nicht, dass solche Frühchen wie Anna und Peter immer gesund sind. Wir danken jeden Tag dafür.

Ich kann aus eigener Erfahrung eigentlich allen Eltern, deren Kinder sich auf der Frühgeborenenstation befinden, Mut machen. (Cäcilia W.)

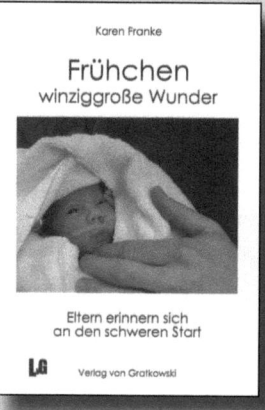
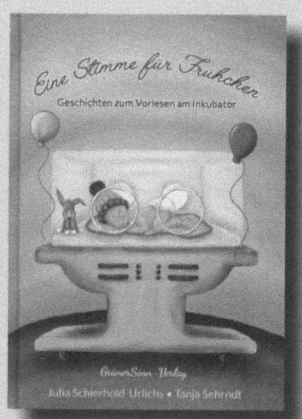
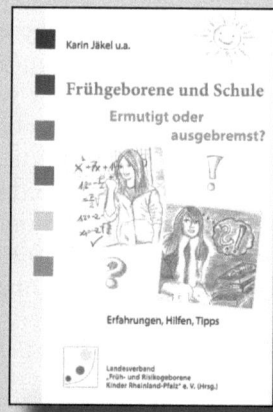

ZWILLINGE *das Magazin* - Die Mitmach-Zeitschrift für Zwillings- & Drillingseltern

So können Sie sich mit Beiträgen an ZWILLINGE *das Magazin* beteiligen: In fast 30 Jahren haben wir immer wieder festgestellt, dass die wahren Experten für Zwillings- und Drillingsthemen die Eltern sind. Viele Eltern haben darüber hinaus eine Qualifikation, die sie dazu prädestiniert, ihre Alltagserfahrungen mit anderen zu teilen. Sie sind selbst Erzieher, Lehrer oder Ärzte ... Erzieherinnen, Lehrerinnen oder Ärztinnen. Aber auch, wenn Sie ganz einfach „nur" Zwillings- und Drillingseltern sind - Ihre Erfahrungen, die Sie machen, sind von so unschätzbarem Wert für andere, für neue und werdende Eltern, dass sie unbedingt zu Papier gebracht werden sollten. Deshalb scheuen Sie sich nicht, uns zu schreiben und einen Beitrag zu irgendeiner Situation aus Ihren Leben mit mehreren gleichaltrigen Kindern zu schicken. Ihre Erfahrungen und vor allem Ihre Tipps und guten Ideen sind gefragt.

Und so geht's: Sie schreiben - wie Ihnen der „Schnabel gewachsen" ist. Dies hier ist kein Aufsatzwettbewerb. Unsere Redaktion bearbeitet Ihren Beitrag, macht die Überschrift dazu, das Layout und formuliert die Bildunterschriften und die Zwischenüberschriften.

Ihr Beitrag sollte im Format .doc oder .docx, in „word" oder einem anderen, gängigen Schreibprogramm bei uns ankommen. Gern aber auch einfach direkt in der E-mail formuliert. Sie können Ihre Beiträge per E-mail senden an info@twins.de.

Wir nehmen aber nachwievor auch handschriftliche Beiträge, die ganz einfach per Post kommen. Unsere Adresse: ZWILLINGE, Postfach 40 11 11, D-86890 Landsberg. Schicken Sie uns auch Ihre Fotos mit. Am besten sind ganz normale Familienfotos, wie man sie mit jeder Digicam oder einem Handy machen kann. Um die entsprechend hohe Auflösung und die Druckfähigkeit kümmert sich unsere Redaktion. Und wenn Sie uns einen großen Gefallen tun wollen: benennen Sie Ihre Fotos mit denjenigen, die darauf zu sehen sind - also zum Beispiel MaxConnySpielplatz.jpg.

Wir belohnen es, wenn Sie uns einen Beitrag schicken:
Suchen Sie sich ein Buch aus

Und was bekommen Sie für Ihren Beitrag? In erster Linie natürlich helfen Sie anderen Zwillingseltern, die vielleicht noch ganz am Anfang stehen, mit ihren wertvollen Erfahrungen. Zweitens macht es auch einfach Spaß, über die eigene Familie zu schreiben und die eigenen Zwillinge in unserer kleinen Zeitschrift zu sehen.

Allerdings veröffentlichen wir Ihren Beitrag in der neuen Machart unserer Zeitschrift nicht mehr unter vollem Namen, es sei denn Sie wünschen das ausdrücklich. Der Hintergrund dafür ist, dass das neue ZWILLINGE - DAS MAGAZIN dadurch, dass es auch auf online-Portalen angeboten wird, einem größeren Leserkreis angeboten wird. Natürlich werden sich am ehesten betroffene Zwillings- und Drillingseltern für ZWILLINGE interessieren. Dennoch möchten wir jeglichem Missbrauch vorbeugen.

Übrigens: Wer einen Beitrag für unser Magazin schreibt, erhält ein Exemplar des betreffenden Magazins gratis (zur Erinnerung) oder kann sich ein Buch aus unserem Programm aussuchen.

Dann kann's ja losgehen ... wir freuen uns und sind gespannt.

Milch abpumpen gehört zum Stillen dazu

Obwohl das Abpumpen von Muttermilch auch in Deutschland inzwischen für drei von vier Müttern zum Still-Alltag gehört und gerade auch Zwillingsmütter häufig abpumpen (müssen), ist das Thema von vielen Vorurteilen belastet. Nicole Fröhlich, ausgebildete Kinderkrankenschwester sowie Still- und Laktationsberaterin bei Medela, dem weltweit führenden Anbieter von Stillprodukten, räumt mit den fünf hartnäckigsten Mythen zum Abpumpen von Muttermilch auf.

Viele Zwillingsmütter, die sich vorgenommen haben, ihre Zwillinge zu stillen, kommen - zumindest zeitweise - nicht um das Abpumpen von Muttermilch herum. Vielleicht sind die Zwillinge zu früh geboren? Oder die Milch reicht nicht und die Milchproduktion soll durch das Abpumpen gesteigert werden?

Das Abpumpen von Muttermilch hat allerdings auch noch andere Aspekte: Es gibt Müttern Sicherheit und Flexibilität für ihren individuellen Alltag mit Baby, kann bei Stillproblemen helfen und gehört inzwischen bereits für drei von vier Müttern zur Stillzeit dazu, wie eine aktuelle Umfrage von Medela zeigt.

Dennoch ranken sich noch immer viele Mythen um das Thema und gerade werdende und junge Mütter sind sich oft unsicher, ob und wie sie Muttermilch abpumpen sollen. „Viele der Sorgen sind unbegründet und fußen auf Fehlinformationen, die sich leider hartnäckig halten",

Über Nicole Fröhlich

Nicole Fröhlich ist erfahrene Kinderkrankenschwester, Still- und Laktationsberaterin, Heilpraktikerin und Fortbildungsbeauftragte bei Medela, dem weltweit führenden Hersteller von Stillprodukten.

sagt Nicole Fröhlich, ausgebildete Kinderkrankenschwester sowie Still- und Laktationsberaterin bei Medela, dem weltweit führenden Anbieter von Stillprodukten. Von der gefürchteten Saugverwirrung über Schmerzen beim Abpumpen bis hin zu Milchmangel, die Expertin räumt mit den gängigsten fünf Mythen zum Abpumpen von Muttermilch auf.

Mythos 1: Mütter, die abpumpen, haben beim nächsten Stillen keine Milch mehr.

Soll Muttermilch ergänzend zum Stillen abgepumpt werden, um einen Vorrat anzulegen, sorgen sich viele Mütter, dass bis zum nächsten Stillen eventuell nicht mehr genügend Milch vorhanden sein könnte. „Die Milchmenge in der Brust wird von der Nachfrage bestimmt. Wer zusätzlich zum Stillen abpumpt, kurbelt unter Umständen die Muttermilchproduktion also sogar eher an", stellt Nicole Fröhlich klar. Am besten pumpt man daher zwischen zwei Stillmahlzeiten ab. Ist die Stillpause regulär beispielsweise etwa drei Stunden lang, sollte nach etwa anderthalb Stunden abgepumpt werden. So ist das Baby versorgt und der mütterliche Körper regeneriert sich ausreichend bis zum nächsten

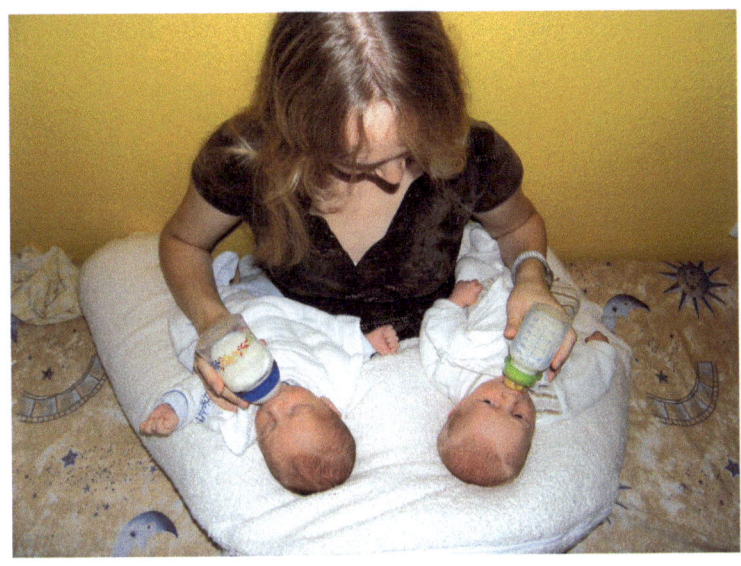

Gerade bei Zwillingen gibt es vielfältige Gründe, warum zusätzlich (oder grundsätzlich) Muttermilch abgepumpt werden soll. Tom und Max kriegen Muttermilch aus dem Fläschchen.

Stillen. Wenn die Mutter eine Stillmahlzeit durch Abpumpen ersetzen möchte, tut sie das am besten zu der Zeit, zu der sie normalerweise stillen würde.

Mythos 2: Mütter, die abpumpen, wollen nicht mehr stillen.

Anders als beispielsweise in den USA, wo das Abpumpen von Muttermilch allein durch die kurzen Elternzeiten fast selbstverständlich ist, müssen sich stillende Mütter in Deutschland oft noch dem Vorurteil stellen, sie würden nur abpumpen, um sich eine Auszeit vom Stillen zu gönnen. „Unsere Umfragen unter Müttern malen jedoch ein völlig anderes Bild", so die Expertin von Medela. Für 73 Prozent der befragten Mamas sind Stillprobleme wie wunde Brustwarzen, Milchstau oder aber Saugschwierigkeiten des Babys der Grund für die Anschaffung einer Milchpumpe. „Den meisten Müttern, mit denen wir sprechen, geht es also darum, die Stillbeziehung zu verbessern und die Versorgung ihres Babys mit Muttermilch sicherzustellen", sagt Fröhlich.
Außerdem gibt das Abpumpen und La-

gern von Muttermilch Müttern mehr Flexibilität in ihrem ganz persönlichen Still-Alltag. Egal ob aufgrund von Stillproblemen, für Besorgungen, Arztbesuche oder dem so nötigen Kaffee mit der besten Freundin - Mütter, die zusätzlich zum Stillen abpumpen, können sich stets darauf verlassen, dass ihr Baby auch in ihrer Abwesenheit gut versorgt ist.
Bei Zwillingen kommen weitere Aspekte hinzu. Zum Beispiel, dass sie noch auf der Frühchenstation aufgepäppelt werden müssen und die Mutter nicht ständig in der Klinik vor Ort sein kann. Oder, dass sie zu schwach zum Saugen sind und die Milch noch mit der Magensonde bekommen.

Mythos 3: Durch das Flaschenfüttern ist die „Saugverwirrung" vorprogrammiert.

Gerade wenn das Abpumpen ergänzend zum Stillen stattfinden soll, um Stillpausen oder Trennungen zu überbrücken, fürchten sich viele Mütter vor der so genannten „Saugverwirrung", also der Ablehnung der Brust nach dem Trinken aus der Flasche. Und dieses Phänomen gibt es teilweise wirklich, denn: „Untersuchungen haben gezeigt, dass sich die Art und Weise, wie ein Baby an der Brust trinkt, stark vom Füttern mit einem Standardsauger unterscheidet. Viele Babys können jedoch problemlos zwischen Flasche und Brust wechseln", sagt Nicole Fröhlich. Sie ergänzt: „Die Voraussetzung ist jedoch, dass die Stillbeziehung zwischen Mutter und Kind bereits gefestigt ist. Das Stillen ist ein Prozess, den Mama und Baby erst lernen müssen. Haben sie sich nach etwa sechs bis acht Wochen eingespielt, stellt in der Regel auch das Füttern der abgepumpten Muttermilch mit einem Fläschchen kein Problem dar und der Wechsel klappt gut." Vorbeugen können Mütter einer „Saugverwirrung" zusätzlich, indem sie Fläschchen-Sauger verwenden, die speziell für Muttermilch entwickelt wurden. Diese ähneln in der Form der Brust und Babys müssen bei Verwendung dieser Sauger beim Trinken - wie auch beim Stillen an der Brust - ein Vakuum aufbauen. Das heißt, das Saugverhalten muss ähnlich sein, damit die Milch fließt. So können Mutter und Kind ganz nach ihren individuellen Bedürfnissen zwischen Fläschchen und Stillen wechseln.

Mythos 4: Abpumpen ist schmerzhaft und reizt die Brust.

„Schmerzen sollten beim Abpumpen niemals entstehen!", sagt die Still- und Laktationsberaterin. Besonders wichtig und oft unterschätzt wird beim Abpumpen die Wahl der richtigen Brusthaube, also des Teils der Milchpumpe, der direkt auf die Brust gesetzt wird. Moderne Brusthauben sind so konzipiert, dass sie sich der natürlichen Form der Brust anpassen. Wie aktuelle Forschungsergebnisse zeigen, sind hier besonders ovale, drehbare Brusthauben geeignet, die im 105°-Winkel geöffnet sind.

Zudem gilt es, die richtige Brusthaubengröße auszuwählen, da sich der Brustwarzendurchmesser während des Abpumpens um zwei bis drei Millimeter vergrößert. Die Tunnelgröße der Brusthaube sollte optimalerweise vier Millimeter größer sein als der Durchmesser der Brustwarze. So haben die Brustwarzen stets genügend Platz und es kommt nicht zu einer schmerzhafter Reibung.

„Generell sollte der Abpump-Vorgang für Mütter so entspannend wie möglich sein, um den Milchfluss zu fördern. Schmerzen wären hier kontraproduktiv. Empfinden Mütter das Abpumpen als unangenehm, sollten sie dringend Sitz und Größe ihrer Brusthaube kontrollieren", rät Fröhlich.

Mythos 5: Wenn nur wenig Milch kommt, klappt das Abpumpen einfach nicht.

„Die Menge der abgepumpten Muttermilch ist oft ein großer Verunsicherungsfaktor für Mamas", weiß die Medela-Expertin. „Viele Mütter glauben, sie müssten direkt beim ersten Versuch ein ganzes Fläschchen füllen, dabei ist das überhaupt nicht nötig, da man auch mehrere kleinere Mengen eines Tages zu einer Mahlzeit für sein Baby kombinieren kann."
Zudem ist das Abpumpen von Muttermilch, wie auch das Stillen selbst, ein Lernvorgang. Wenn es nicht sofort richtig klappt, kann das verschiedene Gründe haben. Mütter sollten sich vor allem etwas Zeit geben, den Vorgang zu perfektionieren. Klappt es beispielsweise mit einer Handmilchpumpe nicht so gut, ist es ratsam, auch mal eine elektrische Milchpumpe auszuprobieren. Viele Modelle machen sich die so genannte 2-Phase-Expression®-Technologie zu Nutze, die das natürliche Saugverhalten des Babys imitiert und somit besonders effizient ist. Zudem drücken schlechtsitzende
Weiter auf Seite 15 unten.

Wäschekörbe sind nicht nur für die Wäsche da!

Zwillingsmütter müssen immer ein wenig pfiffiger sein, als Mütter einzeln geborener Kinder. Marlis M. ist aufgefallen, dass Wäschekörbe nicht nur beim Sauberwerden der Zwillinge helfen (siehe ZWILLINGE - das Magazin Nr. 38), nein, auch als Transportmittel sind sie ideal. Was sie noch damit vorhat, erzählt die Zwillingsmutter in kommenden Heft.

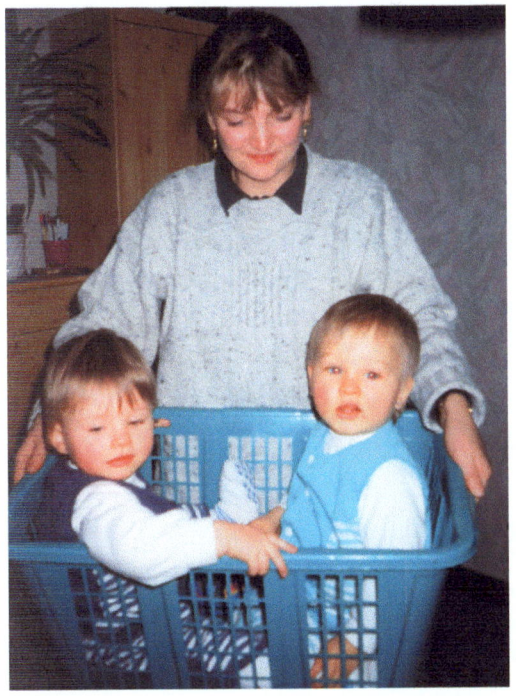

Man glaubt gar nicht, für was alles man Wäschekörbe brauchen kann. Wie ich unsere Zwillinge auf dem Töpfchen in je einen solchen Wäschekorb gesetzt habe (und sie nicht einfach aufstehen und weglaufen konnten) habe ich schon in einem Heft ZWILLINGE beschrieben.

Hier einmal unsere Tipps:

Diesmal stelle ich Euch das ideale Transportmittel für Zwillinge vor. Ebenfalls ein Wäschekorb, der natürlich groß genug sein muss, damit beide reinpassen, und stabil genug, damit er sich nicht durchbiegt und man die Zwillinge mit ihrem doppelten Gewicht richtig darin tragen kann.

Perfekt: Um von A nach B zu kommen im Haushalt, packe ich Maren und Jan einfach in meinen Wäschekorb und ab geht die Post ...

Fortsetzung von Seite 14

Brusthauben mitunter die empfindlichen Milchgänge unter der Haut und mindern damit den Milchfluss.

„Beste Ergebnisse erzielen hier Hauben im 105°-Winkel. Sie passen sich der natürlichen Brustform an und verringern damit den Druck auf die Milchkanäle", so Fröhlich.

Aber auch Stress kann das Abpumpen behindern, da er die Ausschüttung des Bindungs- und Liebeshormon Oxytocin hemmt, das für den Milchspendereflex entscheidend ist. Das A und O ist eine entspannte Atmosphäre in gemütlicher Haltung und keine Schmerzen während des Abpumpens. Ohne Erwartungsdruck und mit etwas mehr Geduld, wird das Abpumpen gelingen. (Quelle: Medela)

Raubtierfütterung mal zwei - neue Positionen

Unsere eigenen Zwillinge akzeptierten das Stillen nicht mehr als sie nach fünf langen Wochen aus dem Krankenhaus nach Hause kamen. Die abgepumpte Muttermilch musste mit dem Fläschchen gefüttert werden. Da sie fast immer gleichzeitig Hunger hatten, wurde es schwierig. Denn nicht im richtigen Winkel (im Arm) gehalten, spuckten sie mehr aus, als sie bei sich behielten. Wie machen es andere Zwillingsmütter?

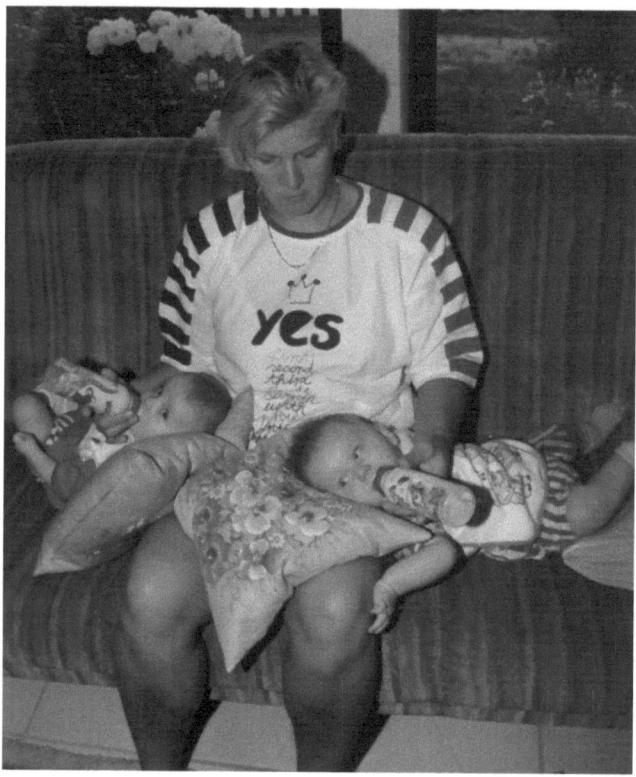

Annika und Jan werden auf dem Schoß der Mutter gefüttert.
Dazu legt sich die Zwillingsmutter zwei kleine Sofakissen auf die Oberschenkel und je ein Kind (beide in entgegengesetzte Richtung) drauf.
So haben die beiden Körperkontakt zur Mama, liegen etwas erhöht (können sich also nicht so schnell verschlucken) und allen dreien ist geholfen.

Zitat Monika B.: Das Schlimmste waren für mich die Fütterungszeiten der Zwillinge. Ohne Hilfe blieb mit nichts anderes übrig, als einen nach dem anderen mit dem Fläschchen zu versorgen. Während einer schon trank, schrie der andere in seinem Bettchen zum Gotterbarmen. Gleichzeit hab ich das Fläschchengeben nie hingekriegt. Da brauchte man vier oder besser sechs Arme. Schließlich behalf ich mir mit einer einfachen Babywippe. In der wippte ich Baby B, während ich Baby A fütterte.

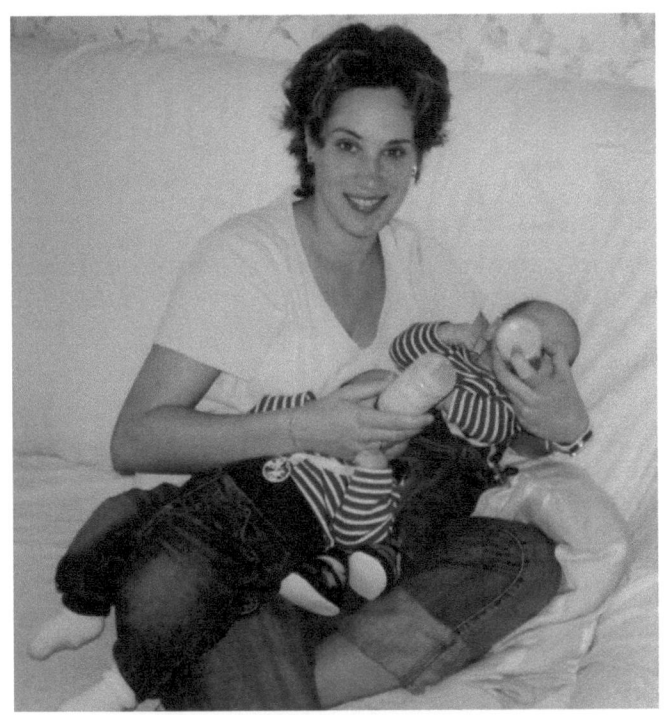

Hier hat Zwillings-
mutter Nadine
noch gut lachen ...
die Zwillinge sind
noch relativ klein
und wiegen nicht
so viel. Lang wird
diese Position nicht
mehr ratsam sein
... neue Ideen sind
gefragt.

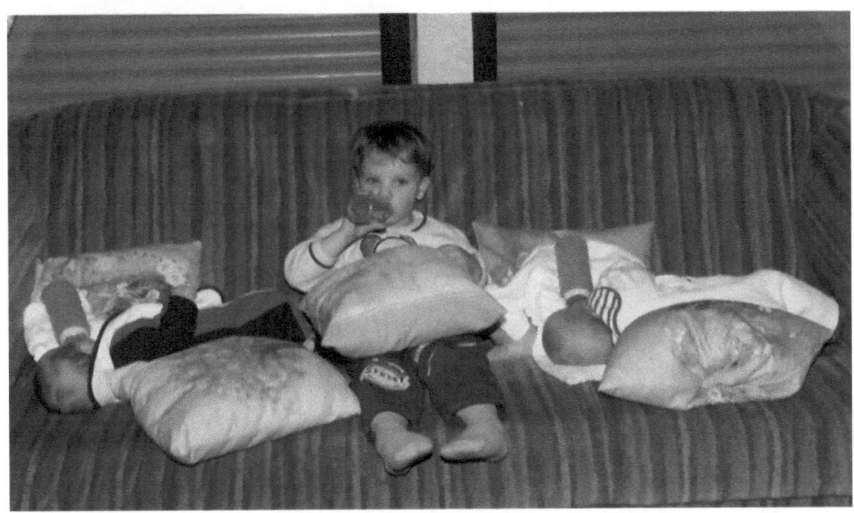

Alle drei auf einmal - bevor die Methode auf Mutters Schoß
klappte (siehe Seite 16), wurden Jan und Annika im Liegen auf
dem Sofa gefüttert. Und als Aufpasser wurde der große Bruder
Nico (auch mit Fläschchen) in der Mitte platziert.
Die Fläschchen und auch die Zwillinge wurden abgestützt und
mit Kissen gegen das Herunterrollen gesichert.

Schnelle Tipps & gute Ideen für Zwillinge

Zwillings- und Drillingseltern müssen vor allem praktisch denken. Deshalb haben sie Tipps und Ideen auf Lager, die wirklich hilfreich sind. Haben Sie auch einen Vorschlag, der auf diese Seite passt? Her damit!
Unsere E-mail: info@twins.de

Die Schlafsituation von Zwillingen hat immer auch einen Einfluss darauf, wie wohl sie sich fühlen, wie gut sie schlafen und ob sie durchschlafen. Franziska und Johanna teilten sich ein Bettchen und fühlten sich so geborgen. Zwillingsmama K. schickt uns ein Foto und schreibt dazu.

Unsere Zwillinge Franziska (links auf dem Foto) und Johanna haben sich ein Kinderbett geteilt bis sie circa ein Jahr alt waren. Hier auf dem Foto sind sie gerade fünf Monate alt. So hat das Schlafen meist super geklappt. Sie waren sich nah und gestört haben sie sich (noch) nicht.

Franziska und Johanna hatten in dem Bett immer ihre festen Plätze: Franziska hat immer links gelegen.

Zwillinge schlafen gern zusammen in einem Bett. Solange sie sich nicht stören, eine feine Sache. Ob's passt, weiß man nicht. Wir empfehlen: einfach ausprobieren.

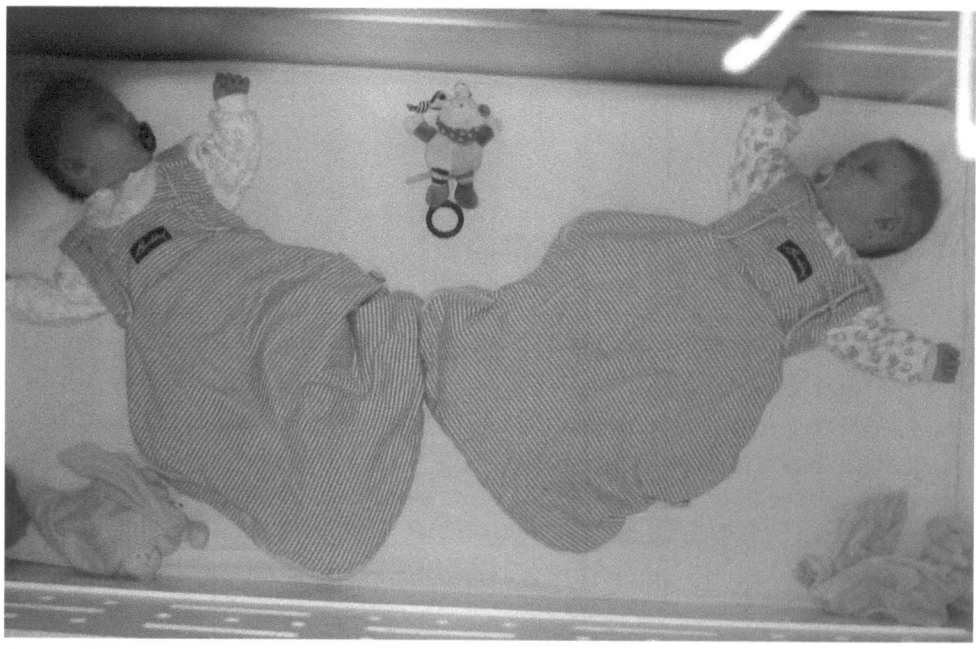

Baden wird nicht selten zum Drama bei kleinen Kindern. Zwillingsfamilie K. hat die Tinti-Badefarben für sich entdeckt. Das macht den Zwillingen ebenso Spaß wie dem großen Bruder.

Unsere Zwillinge konnten gar nicht genug von den Tinti-Badefarben kriegen. Sie hatten zusammen mit ihrem Bruder jede Menge Spaß, als sich das Wasser von hell auf blau oder auf rot färbte. Und am besten waren die Zauberkugeln, wo dann nach der Auflösung der Kugel jeweils ein Schaumstofftier herauskam.

Zum Schluss wurden allen dreien mit Tintishampoo die Haare gewaschen. Kurz gesagt: sie waren total begeistert und Baden hat noch nie so viel Spaß gemacht wie dieses Mal. Ab sofort ist bei uns jeden Sonntag Tinti-Badetag.

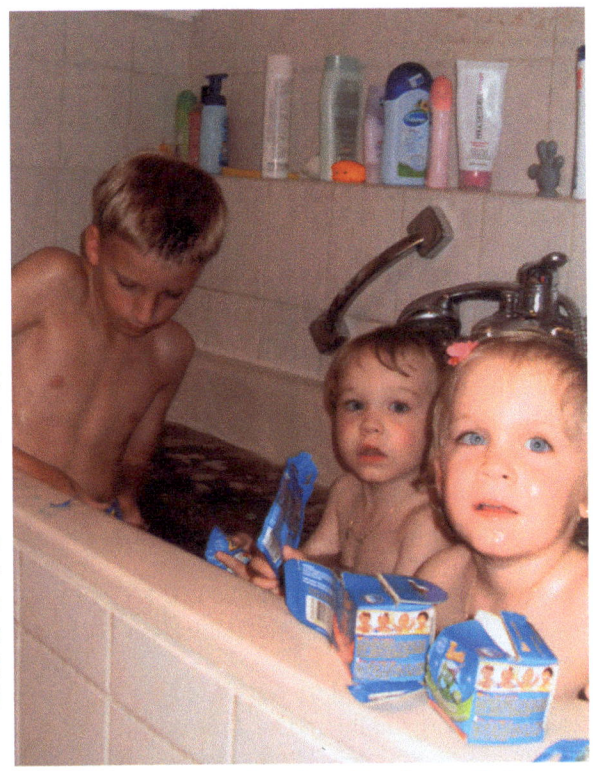

Action in der Badewanne ... da macht das Baden nicht nur sauber, sondern auch sauber Spaß.

Unsere Buch-Zwillinge zum Thema „Zwillinge & Drillinge stillen"

Seit vielen Jahren zählt Susanne Wittmairs Buch „Zwillinge stillen" zu den Standardwerken für Zwillings- und Drillingsmütter. 2018 hat es eine Ergänzung bekommen: das neue Stillbuch von Inga Sarrazin, das Zwillingsmütter direkter anspricht und auch Blankoseiten für ein kleines, eigenes Still-Tagebuch enthält.

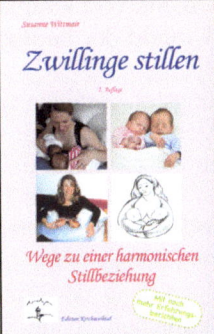

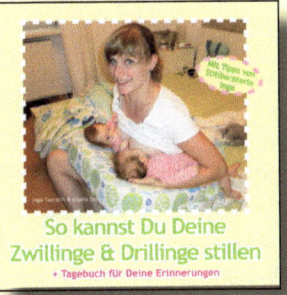

Beide Bücher gibt es im Buchhandel und auch unter www.twins.de - bei uns sogar in einem kleinen Sonderangebot - weil wir ein neues Heft ZWILLINGE - DAS MAGAZIN gratis mitschicken.

Sicherheit in den eigenen vier Wänden und draußen

„Die rennen dann nach rechts und links weg und Sie kommen nicht mehr hinterher ..." das prophezeiten mir wissende Passanten, wenn sie mir in den Münchner Isarauen begegneten. Wie wahr, wie wahr ... Doch auch zu Hause lauerten schlimme Gefahren für unsere Zwillinge. Im Juni fand der „Kindersicherheitstag 2019" statt. Hier ein paar Ergebnisse.

Sicher in den eigenen vier Wänden - die Studie der Bundesarbeitsgemeinschaft (BAG) Mehr Sicherheit für Kinder e.V. beweist: Eltern unterschätzen Unfallgefahren zu Hause

Die Gefahren lauern dort, wo wir uns besonders geborgen fühlen. Das Thema Kinderunfälle verknüpfen Eltern häufig mit dem Straßenverkehr. Dabei sind Säuglinge und Kinder bis zum dritten Lebensjahr wesentlich häufiger von Unfällen in den eigenen vier Wänden betroffen.

Neue Studie sagt: Zu Hause ist es am gefährlichsten.

Die Bundesarbeitsgemeinschaft Mehr Sicherheit für Kinder e.V. (BAG) und ihr Kooperationspartner Ariel und Lenor aus dem Hause P&G setzen sich deshalb auch dieses Jahr anlässlich des Kindersicherheitstages am 10. Juni 2019 gemeinsam für mehr Sicherheit zu Hause ein.

„Eltern neigen dazu, die Gefahren für Kleinkinder im häuslichen Umfeld zu unterschätzen", erklärt Stefanie Märzheuser, Präsidentin der BAG. „Aus meiner langjährigen Praxis als Kinderchirurgin weiß ich, dass sich Kinder in den ersten Lebensjahren häufiger in der eigenen Woh-

nung verletzen als im Straßenverkehr." Nach einer aktuellen repräsentativen Umfrage der BAG von über 1.000 Eltern hatte jedes fünfte Kind im vergangenen Jahr einen Unfall, der ärztlich behandelt werden musste.

Verletzungsrisiken für Kinder verteilen sich über die gesamte Wohnung.

64 Prozent der Eltern sagen, dass das eigene Kind in der eigenen Wohnung nicht gefährdet ist, nur jedes zehnte Elternteil geht hier von einem Unfallrisiko aus. Zum Vergleich: Knapp die Hälfte der Eltern findet ihr Kind im Straßenverkehr gefährdet. Dabei zeigt die Studienlage, dass mit knapp 2/3 der Unfälle von Kleinkindern das häusliche Umfeld der häufigste Unfallort ist.

Die Risiken für die Jüngsten verteilen sich über die gesamte Wohnung. Ein häuslicher Unfallschwerpunkt ist die Küche. Hier können Messer, Kanten, Töpfe mit kochendem Wasser oder die heiße Herdplatte zu Verletzungen führen.

Um die Gefahren, die sich in der Küche verbergen, zu verdeutlichen, hatte die BAG anlässlich des Kindersicherheitstages 2019 eine „Riesenküche" in der Kinderklinik der Charité in Berlin aufgebaut. Erwachsene konnten dort die Küchenwelt aus der Perspektive von Kindern betrachten. Der visuelle Ausflug führt dazu, dass die Erwachsenen einen anderen Blickwinkel einnehmen. Mütter und Väter, die sich diesem Experiment aussetzen, können die Risiken anschließend besser einschätzen und entwickeln ein stärkeres Bewusstsein für die Tücken, mit denen Kinder tagtäglich konfrontiert sind.

Egal ob in der Küche, im Bad, im Wohnzimmer, im Garten oder auf dem Balkon.

Besonders wichtig ist, dass Eltern ihre Jüngsten nicht aus den Augen verlieren. Zudem helfen einfache Vorkehrungen, um die Wohnung kindersicherer zu gestalten. „Schränke mit Putzmitteln, Medikamenten und Kosmetika lassen sich zum Beispiel schnell kindersicher verschließen", so Melanie Fischer, die bei Procter & Gamble (P&G) für die Markenkommunikation zuständig ist. „Wir erachten Kindersicherheit als hohes Gut. Deshalb ist für uns die langjährige Kooperation mit der BAG besonders wichtig."

Vorsicht Gefahr: Meine besten Tipps

Als Oma eines Krabbelkindes bin ich wieder als Sicherheitsexperte gefragt. Mein Tipp von damals, als meine Zwillinge klein waren: Die Gummizelle!

Das ist natürlich symbolisch gemeint. Tatsächlich fand ich es immer hilfreich, alles möglichst abzusichern, solange Max und Conny im Entdeckeralter waren. Da „alles absichern" natürlich nicht geht, empfehle ich folgende Vorgehensweise.

- Gehen Sie mal auf die Knie und erkrabbeln Sie Ihre eigene Wohnung. Dabei werden Ihnen sicher einige Dinge auffallen, die weggeräumt, verschlossen oder entschärft werden können.

- Besorgen Sie sich Türgitter, wo sich Gefahrenstellen nicht vermeiden lassen. Vor Treppenauf- und abgängen oder vor der Küche zum Beispiel. In der Küche dürfen sich die Zwillinge nur unter Aufsicht aufhalten. Offene Küche? Ein mobiles Absperrgitter davor stellen. Eine Schublade mit Plastik darf ausgeräumt werden.

- Auch das Bad ist beliebter Aufenthaltsort für Entdecker. Tür immer geschlossen halten, kein Aufenthalt ohne Aufsicht.

- Alle Türen zu? Nicht immer möglich. Vorsicht vor eingeklemmten Fingern. Handtuch über die Türoberkante legen, damit sie nicht unwillkürlich zuschnappen kann.

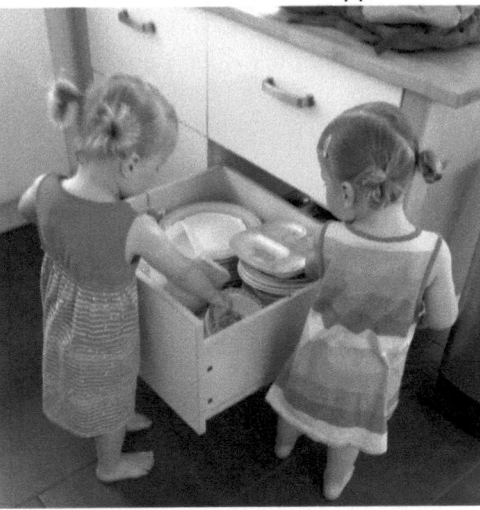

Eine Schublade Plastiksachen zum Ausräumen geht immer.

Draußen: Wo lauern die Gefahren?

Immer wenn es besonders ruhig ist (gilt draußen wie drinnen), dann hecken die Zwillinge etwas aus ... Deshalb muss man den eigenen Garten absichern gegen alle Gefahren (giftige Pflanzen, steile Treppen, große Gefäße mit Regenwasser usw.) und am besten die Zwillinge immer beaufsichtigen.

Kleine Kinder haben immer so etwas schildkrötenartiges ... auch Zwillinge. Man denkt: „Ach, bis die irgendwo hin getapst sind, fange ich sie wieder ein" ... und dann sind sie weg. Merke: Auch Schuldkröten können ganz schön schnell sein, wenn sie entkommen wollen. Es hilft also nur, auf Schritt und Tritt bei den Kindern zu bleiben, wenn man mit ihnen draußen unterwegs ist (Spielplatz, Spazierengehen usw.)

Krisenherde im eigenen Garten

Wohl dem, der einen eigenen Garten hat.

Tipps zum sicheren Grillen

Eigentlich sind die nachfolgenden Tipps eine Selbstverständlichkeit. Und doch passieren immer wieder schwere Grillunfälle, gerade mit Kindern, weil Eltern nicht aufpassen. Wir Zwillingseltern sind allerdings doppelt wachsam.

- Grill kippsicher und windgeschützt aufstellen.
- Niemals flüssige Brandbeschleuniger wie Spiritus oder Benzin verwenden - weder zum Anzünden noch zum Nachschütten - Explosionsgefahr!
- Feste, geprüfte Grillanzünder aus dem Fachhandel verwenden.
- Grill stets beaufsichtigen.
- Kinder nicht in die Nähe des Grills lassen - Sicherheitsabstand von 2 bis 3 Metern!
- Grill nicht von Kindern bedienen oder anzünden lassen.
- Kübel mit Sand, Feuerlöscher oder Löschdecke zum Löschen des Grillfeuers bereithalten.
- Brennendes Fett niemals mit Wasser, sondern durch Abdecken löschen.
- Nach dem Grillen das Grillgerät weiter beaufsichtigen, bis die Glut vollständig ausgekühlt ist.
- Nicht in geschlossenen Räumen grillen und den Grill niemals zum Auskühlen ins Haus stellen - Vergiftungsgefahr!
- Heiße Grillglut nach dem Grillen am Strand nie im Sand vergraben - die Kohle bleibt noch tagelang glühend heiß – Kinder ziehen sich immer wieder schwere Verbrennungen zu, weil sie in die Glut hineinkrabbeln/-treten oder -fallen.
- Einmalgrills am Strand mit Wasser löschen und abkühlen - auch den Sand unter dem Grill!

Quelle: Paulinchen - Initiative für brandverletzte Kinder e.V.

Aber auch da lauern Gefahren, gerade weil sich Eltern und Kinder so sicher fühlen. Genau wie im Haus- oder Wohnungsinneren hilft eine Begehung des Gartens, in dem Eltern mit Kinderaugen sehen ... krabbeln müssen sie dabei ja nicht unbedingt.

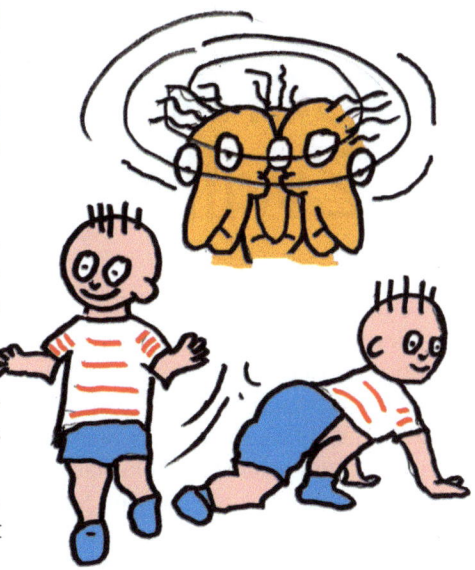

1 **Giftige Pflanzen.** Pflanzen sind ein wichtiges Thema, wenn es gilt, Kinder vor Vergiftungen zu schützen. Alles ausreißen, was giftig sein könnte? Lässt sich eher schlecht umsetzen, vor allem, wenn es Omas und Opas Garten ist. Vielleicht können Beete mit solchen Pflanzen durch ein mobiles Zaungitter abgeschirmt werden.
Zuerst allerdings steht die Information. Welche Pflanzen sind denn überhaupt giftig? Gute Übersicht auf
www.erste-hilfe-fuer-kinder.de

2 **Gartenteiche.** Hier ist besondere Vorsicht geboten, auch in Nachbars Garten. Wie oft hört man, dass Kinder nur schnell mal beim Nachbarn waren ... und schlimmstenfalls in dessen ungesicherten Teich gefallen sind.
Im eigenen Garten muss auch der eigene Teich sehr gut abgesichert sein. Das geht zum Beispiel mit einem Gitter, das man über den Teich legt und - wenn möglich - auch befestigt, so dass es nicht von den Kindern einfach beiseite geschoben oder angehoben werden kann.

3 **Regenwassertonnen.** Wie praktisch, wenn man große Tonnen im Garten aufstellen kann, die das Regenwasser vom Dach auffangen. Manche Tonnendeckel lassen

sich mit einem Schloss sichern. Unsere - zwei Tonnen aus Plastik - nicht. Wir werden sie irgendwie sichern müssen, damit kein Kind auf die Idee kommt, in die volle Tonne zu gucken und dann hineinzufallen. Ich denke an einen kleinen Zaun, der den Zugang zu den Tonnen begrenzt.

4 **Gefährlich große Schächte vor Kellerfenstern.** Unser Keller verfügt über einen großen Raum, der große Fenster hat. Es ist also eher ein Souterrainzimmer, ein Raum, der zur Hälfte unter der Erde liegt. Damit Licht in den Raum kommt, befindet sich gartenseitig ein riesiger Schacht, dessen Böschung mit dicken, bepflanzten Betonsteinen abgesichert ist. Hier muss unbedingt und spätestens im kommenden Jahr ein Zaun Sicherheit vor dem Abstürzen schaffen.

Verschiedene Farben für Zwillinge

Zwillinge und auch die anderen Kinder tun sich leichter, wenn sie genau wissen, wem was gehört. ZwillingsmutterJasmin G. schickt ein Foto mit Tipp.

Hallo, hier noch ein Tipp von mir:
Wir haben unseren Zwillingen relativ früh Farben zugeordnet. Paul ist immer grün und Theo blau. Besonders bei Jakken und Schuhen achten wir sehr darauf. So kann man jederzeit - auch beim Spielen draußen - sofort erkennen wer wer ist. Auch andere Personen können sie durch den Farbkodex auseinander halten.

Bei alten Fotos kommen wir auch an unsere Grenzen, aber auch da helfen uns die Farben weiter. Mittlerweile wissen die Kinder es selber und suchen sich gezielt ihre Farben raus.

Hier also links Paul und rechts Theo mit der großen Schwester Charlotte.
Liebe Grüße Jasmin G.

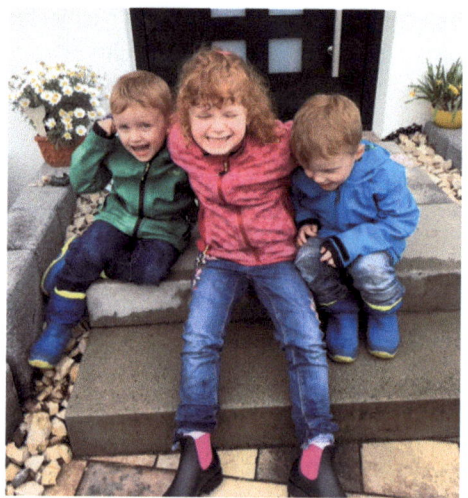

Jedem Kind wird eine bestimmte Farbe zugeordnet.

Im Herbst wieder neu: Habt Ihr noch Tipps für uns? info@twins.de

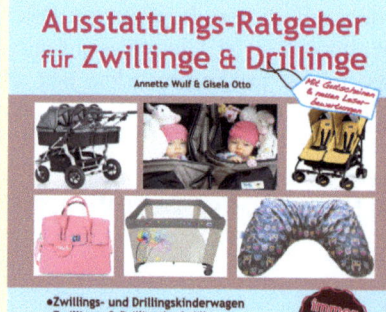

Ausstattungs-Ratgeber
für Zwillinge & Drillinge
Annette Wulf & Gisela Otto

• Zwillings- und Drillingskinderwagen
• Zwillings- & Drillingslaufställe
• Stillkissen für Zwillinge
• Tragesäcke & -tücher u.v.m.

immer aktuell

Alle Jahre wieder wird der Ausstattungsratgeber für Zwillings- und Drillingseltern neu überarbeitet. Er gilt als beste Grundlage, um sich bei den vielen Ausrüstungsgegenständen zu orientieren. Die 4. Auflage enthält noch mehr Hinweise auf Rabatte, Rabattcoupons und eine Liste spendabler Hersteller. Die 5. Auflage ist in Vorbereitung.

Das praktische Ringbuch gibt es im Buchhandel oder bei www.twins.de

ISBN 978-3-927058-71-2, 18,99 €

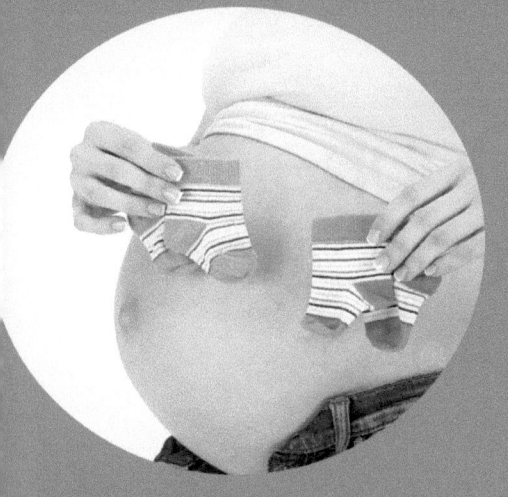

GEBURTSVORBEREITUNG
FÜR
ZWILLINGSSCHWANGERE
IN BERLIN

INHALT

- Wahl des Geburtsortes
- Erstausstattung
- Geburtsverlauf, Geburtspositionen
- Natürliche Geburt / Kaiserschnitt / BEL
- Informationen über Klinikroutinen
- Bindung vor und nach der Geburt
- Stillvorbereitung
- Die ersten Tage mit Zwillingen / Wochenbett
- Unterstützungsmöglichkeiten
- Frühchen
- Austausch und individuelle Fragen

PRAKTISCHE ÜBUNGEN

Atem- und Entspannungsübungen
Körperarbeit, Masssagen
Gedanken-/Geburtsreise
Schulung der Körperwahrnehmung

INFORMATIONEN

Wann:
Nächster Termin auf Anfrage

Wo:
Stubenrauchstrasse 5
12161 Berlin

Wieviel:
Gesetzlichversicherte: keine*
Privatversicherte: 163,20 €
Partner: 120 € **

* Der Kostenanteil für Schwangere wird durch Teilnahmebestätigung direkt mit der Krankenkasse abgerechnet.
** Der Partneranteil wird von einigen Krankenkassen erstattet.

Wer:
Jana Friedrich (Hebamme)
Inga Sarrazin (Zwillingsmutter und Stillberaterin (AFS)

Wie:
jana@hebammenblog.de
inga.sarrazin@maternita.de

Was:
Versichertenkarte
gemütliche Kleidung
Partner

Zwillinge im Doppel-Tragetuch: Uchi Duo Twin Water Sling

Immer wieder entdecke ich durch vielfältige Kontakte ins Ausland über Facebook, Instagram und andere Portale, welche tollen Produkte es für Zwillingseltern zum Beispiel in Nord-Amerika, Kanada und Australien es gibt. Der Nachteil: Man kriegt sie nicht nach Europa, geschweige denn nach Deutschland. Zu viele bürokratische Hürden, zu teuer ... trotzdem hier ein Blick über den großen Teich.

Die UCHI DUO Twin Water Sling-Tragekonstruktion besteht aus zwei zum Ring geschlungenen Tüchern (sling bedeutet Schlinge) und einem Paar Metallringe. Die Tuchschlaufen trägt man über der Schulter und die Zwillinge, die man tragen will, hängen in den Tuchschlingen entweder vor dem Bauch oder sie sitzen in den Schlingen auf den Hüften.

Diese Zwillingstrage aus Tüchern und den zwei Ringen ist in verschiedenen Farben erhältlich - auch einfarbig oder in zwei verschiedenen Farben gemischt. Wer die Uchi Duo Twin-Trage bestellt, kann ja nachfragen, welche Farben gerade vorrätig sind.

Die Tücher der Zwillingsversion sind ungefährt 182 Zentimeter lang und 66 bis 68 Zentimeter breit.

Benutzen kann man die Uchi Duo Twin-Tragelösung schon für ganz kleine Babys von 3,5 Kilogramm Gewicht. Empfohlenes Maximalgewicht sind 15 Kilogramm, dann aber nur, wenn man die Tragemöglichkeit im Wasser benutzt ... das erklärt den kompletten Namen „Uchi Duo Twin Water Sling" ... Nutzt man die Zwillingstrage nicht im Wasser, dann geht sie bis zu 11,5 Kilogramm Gewicht (eines der Kinder).

Fragen wir mal nach, wie man die Sling-Trage überhaupt benutzen soll.
Der Hersteller gibt an, dass man diese Art des Tragens auch für Einlinge nutzen kann. Und wie trägt man das Kind oder die Kinder? Entweder vor dem Körper oder eben auf den Hüften. Nicht empfohlen wird das Tragen der Kinder auf dem Rücken. Anscheinend ist es auch gar nicht so einfach, diese Tuchtrage richtig zu befestigen/zu tragen. Aber dafür hat der Hersteller eine Gebrauchsanweisung beigelegt, die alles genau erklärt. Und diese gilt es zu befolgen.

Aus welchem Material wird die Uchi Duo Twin Water Sling-Trage hergestellt?
Dazu heißt es vom Hersteller, dass der Stoff ein Mischgewebe aus Jersey und Polyester ist, das aus Italien kommt. Die Ringe, die das Ganze zusammenhalten, sind aus Aluminium.

Wichtig zu wissen ist außerdem, dass der Stoff einen gewissen Grad an Sonnenschutz aufweist.

Der Hersteller bietet gegen Aufpreis auch an, ein anderes Material zu verwenden, zum Beispiel Leinen, Baumwolle oder ein anderes Mischgewebe und leichte Tücher, die sich zum Tragen eignen.

Was kostet so eine Uchi Duo Twin-Trage?

Die UCHI DUO Twin Water Sling costet 145 Kanadische Dollar, was ungefähr 95 Euro entspricht. Der Knackpunkt beim Bestellen der Schlingentrage dürfte allerdings sein, dass außer hohen Frachtgebühren noch Zollgebühren hinzukommen.

Letzte Frage: Wie kommt jemand auf die Idee, die Zwillinge im Wasser herumzuschleppen?

Ganz einfach, die Trage wurde in einem Land und für Kunden entworfen, wo man sich gerne am Strand aufhält und da ist es doch prima, dass diese praktische Trageversion nicht wasserscheu ist ...

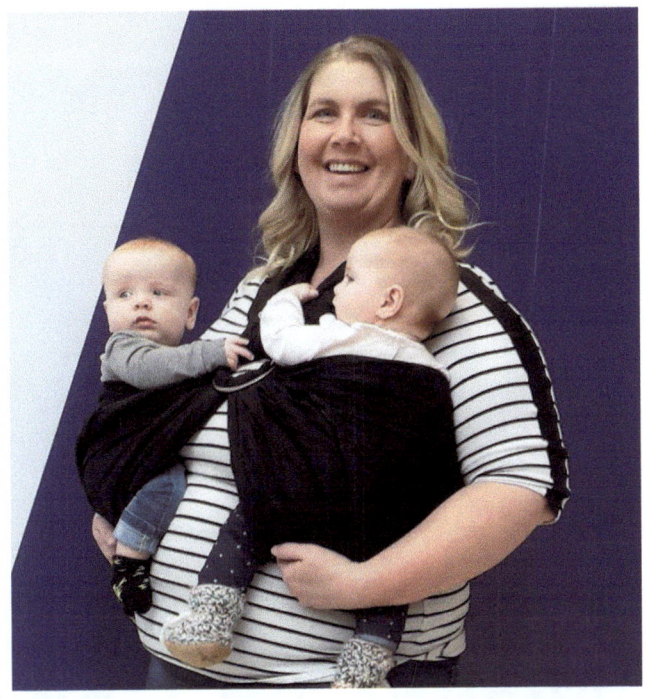

Wer direkt am Meer lebt, wird es schätzen, dass die Babytrage nicht wasserscheu ist.

Und so schreibt eine begeisterte Kundin: „Die Trage lässt sich nicht nur im Alltag super nutzen, sondern auch im Wasser! Wie geil ist das denn, wenn man so wie wir direkt am Meer lebt?!"

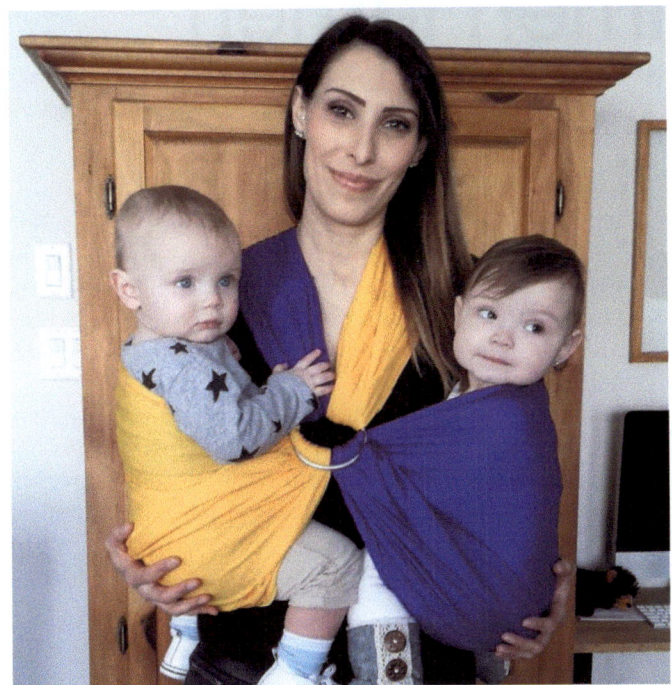

Auch größere Zwillinge bis 11,5 Kilogramm können gleichzeitig transportiert werden.

Mehr Info unter:

www.uchimama.ca

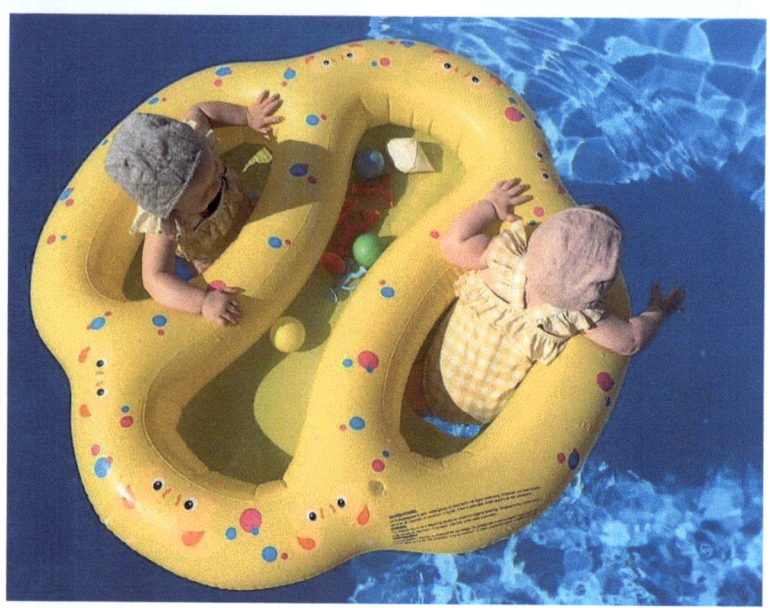

Wichtig im Sommer: Schwimmen lernen

Als Mutter von drei erwachsenen Kindern und ehrenamtliche Schwimmleh-
rerin weiß Veronika Aretz, die Autorin der Buchreihe „Schwimmen macht
Spaß!", wie wichtig es ist, dass Kinder beizeiten schwimmen lernen. Hier
kommt der fünfte Band der Reihe. Diesmal am Meer.

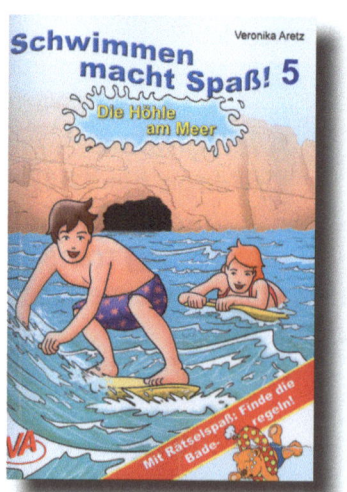

Und als Mutter dreier eher wasserscheuer, inzwischen auch erwachsener Söhne, weiß ich, wie schwierig es manchmal ist, Kindern das Schwimmen beizubringen. Unsere Zwillinge Maximilian und Constantin lernten mit acht Jahren schwimmen, Einling Nicolai erst mit neun Jahren!

Einen ganzen Tag lang heulte der fast sechsjährige Max im Cub Med, weil wir ihn zu einem Schwimmkurs angemeldet hatten. Jahre später hatte ich ein schreckliches Erlebnis auf Elba - Max und ich plantschten in

Veronika Aretz, „Schwimmen macht
Spaß! Die Höhle am Meer", 80 Seiten,
8,90 Euro, ISBN 978-3-944824-68-0

den Wellen, die uns plötzlich immer weiter vom Land wegzogen. Wir waren völlig erschöpft, als wir uns schließlich an den Strand zurück gekämpft hatten.

Und Einling Nicolai, der noch stolz im Babyschwimmreifen für unser damaliges Buch „Reisen mit Babys und Kleinkindern" posiert hatte, war überhaupt nicht mehr ins Wasser zu kriegen. Er war das einzige Kind, das immer komplett angezogen am Strand herumlief.

Erst als er neun war, erbarmte sich sein Eishockeytrainer und brachte ihm Nachmittag für Nachmittag das Schwimmen bei, damit er beim Sommertraining seiner Mannschaft mitmachen konnte.

Aber, soweit muss es nicht kommen und dabei kann Euch eine Buchreihe helfen, von denen gerade der fünfte Band erschienen ist.

Die Höhle am Meer: das ist die Geschichte.

Worum geht es in dem Buch? Endlich am Meer. Jana und ihr zwei Jahre älterer Bruder machen Urlaub am Meer. Von einem einheimischen Jungen kaufen sie ein Bodyboard. Doch weil der Strand zu voll ist (und zu viele Leute im Wasser) und die Wellen zu hoch, können die beiden nicht wirklich Wellenreiten ... und dann wird das Board auch noch geklaut.

Ist es ist der Höhle beim Strand? Doch nachsehen kann man nicht ... denn es ist Flut und die Höhle kann man nur betreten, wenn das Wasser zurückgegangen ist ...

„Die Höhle am Meer" ist schon der fünfte Band der Reihe „Schwimmen macht Spaß!" Die Autorin Veronika Aretz, die das Buch auch zusammen mit Alfred Neuwald illustriert hat, möchte in diesem Buch auf Gefahren hinweisen, die im und am Meer auftreten können. Da geht es um den richtigen Sonnenschutz,

um das Springen von Klippen ins Meer, um das Feuer machen am Strand, unbekannte Strömungen, Schwimmen im tiefen Wasser und lebenswichtiges Verhalten in Gefahrensituationen.

Learning by Spielen: das Buch wird durch ein Spiel komplettiert.

Damit die Schwimmregeln nicht den Erzählfluss stören, gibt es im Anschluss an den Buchtext (60 Seiten) einen Ankreuztest, bei dem die Kinder die richtigen Antworten ankreuzen können.

In den darauffolgenden Lösungen für diesen Test geht die Schwimmlehrerin noch einmal auf alle Vorkommnisse in dem Buch ein, so dass sich die Kinder die wichtigsten Regeln für das Verhalten in und am Meer gut einprägen können.

Und wie lernen Kinder am besten? Richtig: spielerisch. Dafür gibt es ein Spiel zum Buch, bei dem die wichtigsten Baderegeln auf Ereigniskarten gedruckt sind.

Buch und Spiel sind im Buchhandel und direkt zu beziehen bei:

VA-Verlag Veronika Aretz
Vennstr. 30
52134 Herzogenrath
Telefon 02407-916894

www.va-verlag.de

Eine weitere informative Seite zum Thema im Internet:

www.kinder-lernen-schwimmen.de

Wir verlosen das Buch

Wir verlosen auch dieses Buch mit Spiel unter unseren Lesern. Meldet Euch!
info@twins.de

Wenn Fahrradanhänger auf Reisen gehen ...

Es ist keine Selbstverständlichkeit, dass Fahrradanhänger, wie sie bei uns viel für Zwillinge und andere Kinder benutzt werden, mit auf Reisen gehen können. Sie nehmen viel Platz im Gepäck weg und sind in manchen Urlaubsländern gar nicht auf Straßen zugelassen.

Der Sommerurlaub steht an und wer zu Hause einen Kinderanhänger sein Eigen nennt, möchte diesen auch im Urlaub nicht missen. Was müssen Familien beachten, die ihren Kinderanhänger ins Ausland mitnehmen?

Kinderfahrradanhänger spielen bei Reisen eine ihrer großen Stärken aus: die Multifunktionalität. Durch diverse Ausstattungsoptionen kann der Anhänger nicht nur am Fahrrad, sondern auch als Buggy für Stadtbesichtigungen oder als Transportmittel zum Strand genutzt werden. „Man braucht nur noch ein Fahrzeug, kann die Kleinen aber überall mit hinnehmen", freut sich Hanna Gehlen vom Anhängerspezialisten Croozer. Anhänger mit einem großen Kofferraum (zum Beispiel der „Kid Plus" von Croozer, ab 849 Euro) ermöglichen zusätzlich, das Reisegepäck für den Nachwuchs, Fahrradschlösser, eine Picknickdecke und Proviant im Anhänger zu verstauen. Beim Stadtbummel finden auch die sperrigen Fahrradhelme dort Platz.

Wichtig: Bei einem Strandurlaub sollten die Metallteile des Anhängers vor Korrosion durch die salzhaltige Luft geschützt werden. Deshalb ist es ratsam, eine dünne Schicht Pflegewachs vor dem Urlaub aufzutragen.

Platzsparend verstaut im Auto

Der Croozer ist auch schnell und einfach im Auto verpackt. „Unsere Modelle sind faltbar und lassen sich platzsparend im Auto transportieren. Die Reifen sind werkzeuglos und schnell zu entfernen. Aber man sollte sich beim Kauf die genauen Maße seines Kofferraums ansehen oder lieber einmal testen, ob der Anhänger wirklich hineinpasst", rät Gehlen. Da bei neueren Autos kein Ersatzreifen mehr im Kofferraum liegt, kann man den freien Raum unter der Kofferraumabdeckung nutzen, um dort die Räder und Deichseln des Anhängers, ggf. auch eine Standluftpumpe zu verstauen. Den frei gewordenen Stauraum im Anhänger nutzt man dann für andere wichtige Reiseutensilien wie Fahrradhelme, Taschen oder auch Windeln.

Zusammengeklappt im Zug: Transport kostenlos.

Wer mit der Bahn in sein Urlaubsdomizil reist, hat für den Fahrradanhänger zwei Möglichkeiten: Erstens, ihn zusammengefaltet als Gepäckstück zu transportieren, wenn er im Gepäckfach oder an der Seite Platz findet. In diesem Fall ist die Mitnahme kostenlos. Oder zweitens, der Anhänger wird im fahrfertigen Zustand mitgenommen. Dann ist, wie für Fahrräder auch, im Fernverkehr eine separate Tagesfahrradkarte zu lösen und eine Platzreservierung vorzunehmen. Laut Deutscher Bahn gilt diese

Regelung auch für Fahrten ins Ausland in Kombination mit einer internationalen Fahrradkarte.

Dank des Buggyrades ließe sich der Anhänger jedoch auch als Buggy tarnen, eine Mitnahme ist dann kostenlos. Das sollte man allerdings im Vorfeld der Reise vorsichtshalber nochmals abklären. Ebenso, ob bei den gewählten Strecken im Nahverkehr die Mitnahme von Fahrrädern und Anhängern komplett kostenlos ist.

Auf manchen Flügen kostenlos.

Beim Verreisen mit dem Flugzeug einfach am besten vor der Buchung bei der Fluggesellschaft nachfragen, wie die Mitnahme geregelt ist. Bei manchen Airlines gilt der Kinderanhänger wie ein Kinderwagen und wird kostenlos mitgenommen. „Der Vorteil in diesem Fall: Der Anhänger wird erst beim Einstieg am Gate von der Crew in Empfang genommen und man kann ihn bis dahin nutzen", gibt Gehlen als Tipp mit.

Manche Airlines behandeln Anhänger allerdings als Sperrgepäck, das beim Einchecken zusammen mit den Rädern gesondert abgegeben werden muss und einen Aufpreis kostet. Am besten informieren Sie sich beim Hinflug über die Modalitäten an ausländischen Flughäfen. Nicht dass es beim Rückflug zu Problemen kommt.

Legal auf Straßen im Ausland?

Doch Vorsicht, nicht in jedem beliebten Urlaubsland ist das Radfahren mit Kinderanhänger problemlos möglich. In Spanien ist das Mitführen eines Anhängers auf öffentlichen Straßen gesetzlich noch verboten. In manchen Regionen, zum Beispiel in Barcelona, ist das Mitführen jedoch erlaubt. Deshalb ist es geschickt, am besten vor Reiseantritt im Tourismusbüro der Urlaubsregion abzuklären, wie die regionale gesetzliche Auslegung aussieht. Wer eine Reise auf

dem Donauradweg oder eine Alpenüberquerung plant, sollte beachten, dass in Österreich und Italien der Anhänger, wie seit diesem Jahr in Deutschland auch, ein Licht haben muss. Für die Zugmaschine gelten in Österreich besondere Vorkehrungen, wie Dr. Anja Matthies von der Anwaltskanzlei Bikeright weiß: „Das Fahrrad muss einen Fahrradständer und eine Gangstufe mit einer Entfaltung von höchstens vier Metern pro Kurbelumdrehung haben."

In Italien dürfen Rad und Hänger zusammen nicht länger als drei Meter sein. Die Gesamtmasse darf 50 Kilogramm nicht überschreiten, was mit größeren Kindern auch erreicht werden kann. „Diese Vorgabe bezieht sich in der Realität allerdings mehr auf den Lastentransport. Unsere Kinderanhänger sind auf eine maximale Zuladung von 45 Kilogramm und ein Gesamtgewicht von 60 Kilogramm ausgelegt, was eine realistische Vorgabe für Kinder im Alter bis sechs Jahren ist", so Gehlen. Übrigens: Anders als in einige Quellen zu lesen, ist das Mitführen eines Anhängers in Tschechien seit 2013 offiziell erlaubt.

Helm auf - sicherheitshalber

In Österreich ist zudem seit 2012 eine Fahrradhelmpflicht für Kinder unter zwölf Jahren in Kraft, die auch für den Transport im Fahrradanhänger gilt. „Zwar sind die Kinder durch den stabilen Aufbau des Anhängers bereits gut geschützt, ein Helm bietet allerdings zusätzliche Sicherheit und für Kinder wird das Tragen eines Fahrradhelms bereits früh zur Normalität", darauf verweist Torsten Mendel vom Helmhersteller Abus. Seit 2017 ist diese Regelung auch in Frankreich gültig. Eine Helmpflicht für Kinder gibt es außerdem in Tschechien, Kroatien, Estland, Island, Israel, Japan, Litauen, Schweden, Slowenien, der Slowakei, Südkorea und in vielen Bundesstaaten der USA.

(Quelle: pressedienst fahrrad)

Nicht für die Katz': Ein tolles Spiel für Zwillinge

Hoffen wir mal, dass uns das Wetter weiterhin gewogen bleibt und nicht ein verregneter Sommer einen Strich durch die Rechnung macht. Und wenn's doch mal regnet: Dann kommt dieses Spiel ins Spiel, das die Zwillinge Leon und Leonie so gerne spielen: GraviTrax.

Dass Leon und Leonie, die Zwillinge aus Ingolstadt gerade neun Jahre alt geworden sind, haben wir in ZWILLINGE - DAS MAGAZIN Nr. 38 lesen können. Und zum Geburtstag der beiden kleinen Fußballfans hat's nicht nur eine bombastische Feier beim Ingolstädter FC gegeben, sondern die beiden haben auch - zusammen - ein neues Spiel geschenkt bekommen: GraviTrax.

Leon hat das Spiel entdeckt und sich zum Geburtstag gewünscht.

Entdeckt hat das Spiel Leon, als er mit dem iPad im Internet surfte und dabei auf ein You Tube Video stieß. GraviTrax hat den Neunjährigen so fasziniert, dass er es sich unbedingt zum Geburtstag wünschte.

Dumm nur, dass auch Leonie beschenkt werden sollte ... und so ist automatisch auch Zwillingsschwester Leonie in den Genuss dieses Geschenks gekommen.

Und natürlich wird nicht nur zusammen gespielt, sondern auch gerne mal gestritten, wer die Nummer 1 ist.

Und wenn Papa mitspielt, ist ganz klar: er ist der schlechteste Spieler und wird von den Zwillingen Leon und Leonie auf den dritten Platz verwiesen.

Kater Speedy möchte am liebsten mitmischen ...

Schwierig wird es allerdings, wenn Kater Speedy mitspielen will ... denn GraviTrax fasziniert nicht nur die Menschen ...

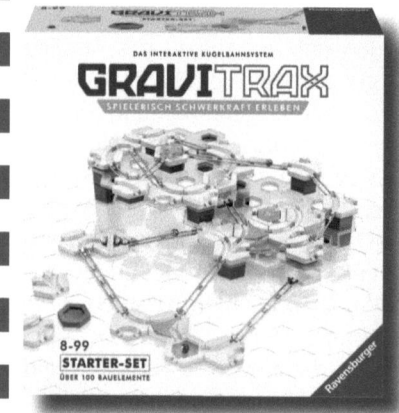

GraviTrax ist ein interaktives Kugelbahnsystem von Ravensburger. Mit GraviTrax baut man kreativ, aber nach den Gesetzen der Schwerkraft, eigene Kugelbahnwelten. Mit den Bauelemente entstehen actionreiche Parcours, auf dem die Kugeln mit Hilfe von Magnetismus, Kinetik und Gravitation ins Ziel rollen.

Zum GraviTrax Kugelbahnsystem gibt es zahlreiche Erweiterungen, die das System endlos vergrößern. GraviTrax gibt es im Spielwarenhandel und natürlich im Internet. Ein einfaches Starterset kostet circa 40 Euro.

Leon und Leonie an ihrem neunten Geburtstag, der vor kurzem stattgefunden hat. Die beiden haben sich eine Kugelbahn zum Selberbauen - GraviTrax von Spielehersteller Ravensburger - gewünscht.

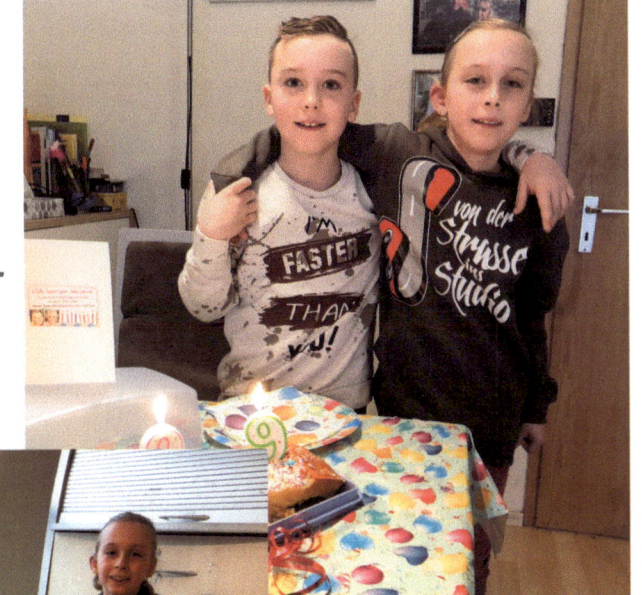

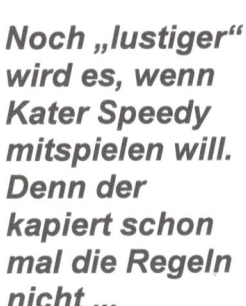

Die Zwillinge spielen gern zusammen. Noch mehr Spaß macht es, wenn der Papa mitmacht ... denn der verliert meistens.

Noch „lustiger" wird es, wenn Kater Speedy mitspielen will. Denn der kapiert schon mal die Regeln nicht ...

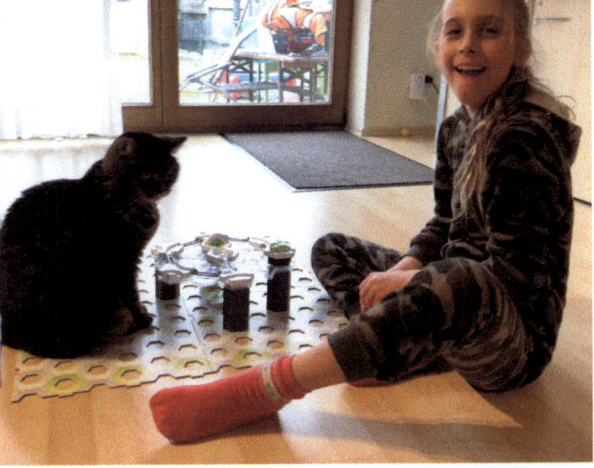

Erdbeertorte: Backen mit dem Thermomix

Können Zwillinge im Vorschulalter mit einem solchen Hightech-Gerät wie es der Thermomix ist, umgehen? Na klar. Sieht man doch. Paul und Theo, die wir schon von Seite 24 kennen, backen hier eine einfache Erdbeertorte.

Viele Familien schwören heute auf den Thermomix, ein Alleskönner, der alles kann. Wieso ich das hier so einfach behaupte? Weil ich selbst einen Thermomix habe - zwar spät, aber immerhin. Geschenkt haben ihn mir meine drei erwachsenen Jungs und meine Schwiegertochter.

Und ja, ich benutze ihn viel. Vor allem für das Spargelkochen im Dampfaufsatz und für meine unschlagbaren Marmeladen (von Erdbeer über Aprikose bis hin zu Schlehe und Zwetschge).

Paul und Theo haben den sogenannten Spatel (diesen Schaber aus Plastik) geschwungen, um den Teig für einen Erdbeerkuchen herzustellen. Und der geht ganz einfach (siehe nebenstehendes Rezept).

Natürlich müssen Kinder in diesem Alter angeleitet werden, wenn sie beim Backen mithelfen. Die Aufgaben (vor allem bei Zwillingen) müssen gerecht und vor allem klar verteilt werden, damit es keinen Streit und Stress gibt. Und das scheint hier gelungen zu sein.

Tortenboden mit dem Thermomix

Zutaten:

120 g Butter, weich, in Stücken
100 g Zucker + 1 Prise Salz
10 g Vanillezucker
2 Eier + 20 g Milch
170 g Mehl
1 Teelöffel Backpulver

Zubereitung:

1. Backofen auf 180 Grad vorheizen.
2. Obstbodenform (30 cm) einfetten.
3. Zucker, Vanillezucker, Butter, Eier und Salz im Mixtopf einwiegen/geben und 1 Minute auf Stufe 4 verrühren.
4. Milch, Mehl und Backpulver zugeben, 10 Sekunden auf Stufe 4 verrühren.
5. Teig in die vorbereitete Form (Springform geht auch) geben und 20 Minuten bei 180 Grad backen.
6. Abkühlen lassen und dann mit frischen Erdbeeren oder anderem Obst belegen.

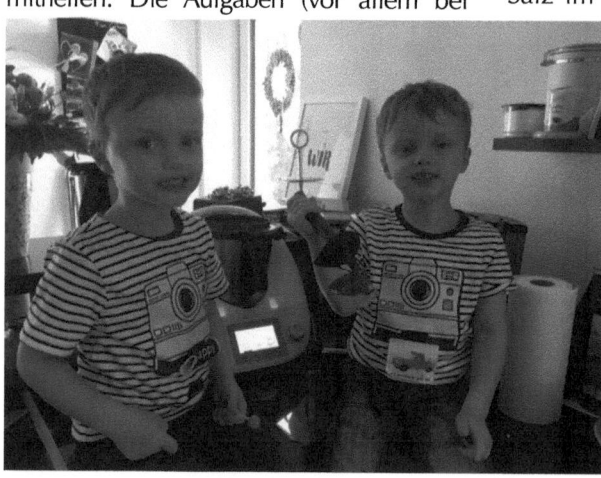

Hier wird der Spatel geschwungen ...

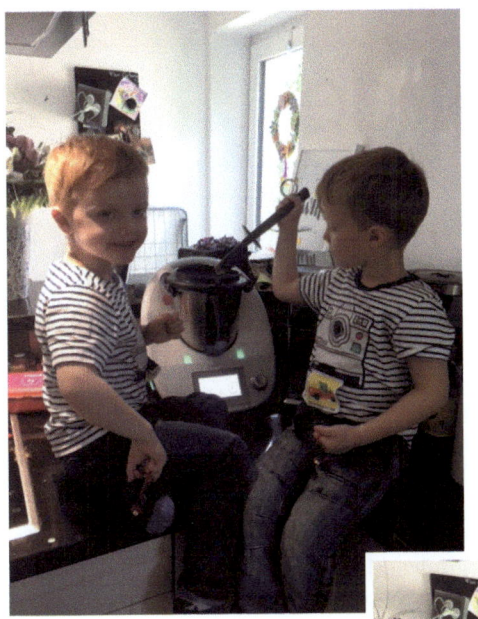

Wenn die Zwillinge Paul und Theo beim Backen und Kochen mithelfen dürfen, muss vorher genau festgelegt werden, wer was darf und wer für was verantwortlich ist.

Wenn der Tortenboden fertig ist, kommen die Erdbeeren drauf. Da können beide mithelfen und sind damit gut beschäftigt.

Kann sich sehen lassen ... die Erdbeertorte, die noch mit Tortenguss verfeinert wurde. Da die Erdbeerzeit jetzt vorbei ist, kann man den Tortenboden natürlich auch mit anderen Früchten belegen.

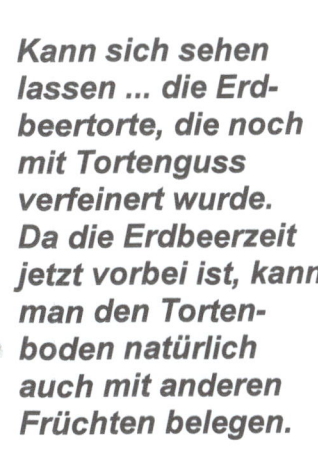

Sprossen auf der Fensterbank

Zwillingsfamilie R. in der Schweiz probiert gern etwas Neues aus. Und natürlich haben die vier Kinder (darunter Zwillinge) und deren Eltern auch Interesse an gesunder Ernährung. Deshalb sind sie genau die richtigen Kandidaten für einen Test des Microgreens-Sets von Heimgart.

Sprossen sind gesund und bekömmlich und wir lieben alles, was grün ist und ohne große Vorarbeit wie Dämpfen, Kochen oder Backen gegessen werden kann. Und Sprossen sind da besonders einfach und doch unglaublich bekömmlich. Meine Kinder lieben sie einfach so, frisch gepflückt verschwinden sie im Kindermund. Ich mag sie im Salat, je nach Sorte verleihen sie ihm eine angenehme Schärfe oder einfach eine interessante Geschmacksnote.

Also haben wir uns darum beworben, dass in ZWILLINGE ausgelobte Pflanzset der Firma Heimgart zu testen. Und wir sind die Glücklichen, die es ausprobieren durften.

Das Heimgart-Pflanzset besteht aus einer Porzellanschale (sehr formschön, klassisch, passt zu jeder Einrichtung), einem Edelstahl-Einsatz, auf dem die Pflanzpads platziert werden und den entsprechenden Pflanzpads, die man nachkaufen kann. Sie enthalten das Saatgut für das Microgemüse.

Sprossen und Keimlinge sind reich an gesunden Kohlenhydraten, Vitaminen, Mineralstoffen und sekundären Pflanzenstoffen. Durch die Keimung bilden sich in der Pflanze gesunde Vitalstoffe. Die Konzentration der Vitamine und

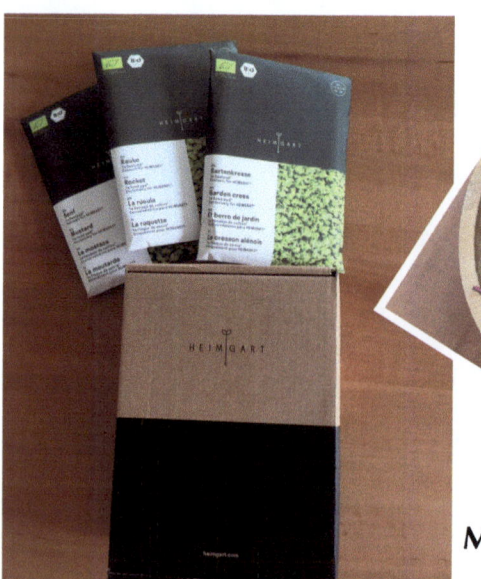

Mehr informationen unter:
www.heimgart.com

Mineralstoffe ist in Sprossen meist mindestens doppelt so hoch wie in ausgewachsenen Pflanzen.

Aber wie bei vielen Dingen, die bei Pflanzen gesund sind, kommt es auch hier auf die Dosierung an. Brokkolisprossen zum Beispiel enthalten Senföl, welches Sulforaphan genannt wird, es ist bekannt für eine krebshemmende Wirkung. Aber die Pflanze stellt dieses Senföl eigentlich her,

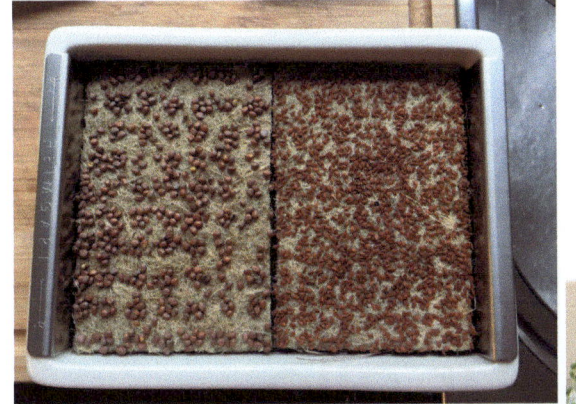

Die Saatpads gibt es in sechs verschiedenen Sorten ... nur leider nicht in der Schweiz.

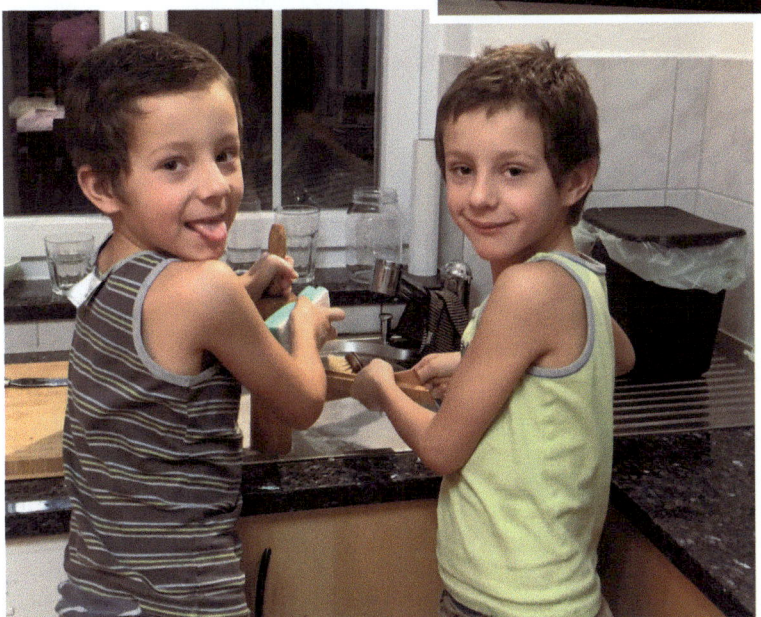

Erste Erfolge: es sprießt so grün auf der Fensterbank.

„Küchendienst": Moses und David helfen beim Abwasch.

um Schädlinge abzuwehren. Daher ist davon auszugehen, dass bei sehr hoher Dosierung toxische Effekte auftreten.

Bei normalem Verzehr von Kreuzblütlergemüse wurden bisher aber keine Nebenwirkungen beobachtet.

Wir haben uns sehr über das Heimgart Starter-Kit gefreut, das im ZWILLINGE-Magazin vorgestellt und verschenkt wurde. Ein herzliches Dankeschön, dass es bis zu uns in die Schweiz gereist ist!

Und wir sind fleißig am Sprossen ziehen und verzehren, es ist ja auch zu einfach. Sind die Saatpads einmal angesetzt und gewässert, sprießen schon nach wenigen Tagen die ersten Blättchen der Microgreens.

Schade nur dass die Pads nicht in die Schweiz versendet werden, aber ich bin zuversichtlich, dass wir etwas ähnliches finden und so weiterhin mit frischen Sprossen verwöhnt werden. (Diana R.)

FAMILIENKOCHBUCH: Einfach, lecker, gesellig, schnell

Das ehrliche Familien-Kochbuch für alle

Wir stellen Euch diesmal das neue Buch „Wie Familie halt so is(s)t" - das ehrliche Friends & Family Kochbuch" vor. Und wir verlosen es zweimal. Wer hat Appetit auf ein tolles Kochbuch für die Familie? Schreibt an info@twins.de

Eigentlich müsste ich mal mindestens ein Rezept nachkochen ... allein mir fehlt die Zeit und inzwischen auch die Familie. Meine Jungs sind längst erwachsen und ausgezogen.

Ob ein Kochbuch „was taugt" kann ich aber auch so beurteilen. Dieses kommt schon fröhlich vom Titel daher - lauter leckere Sachen, die man gerne mit der Familie oder Freunden nachkochen will ...

Und drinnen: alles ist drin. Mit Fleisch (Schweinebraten), ohne Fleisch (Buchweizenpfannkuchen), einheimische Gerichte (Maultaschen) und Rezepte aus der ganzen Welt (Fajita Chicken), Suppen, Vorspeisen, Nachspeisen, Saucen, Dips und Eis ...

Und das finde ich ja mal angenehm, die Autoren haben Wert darauf gelegt, dass alle Zutaten ohne größeren Einkaufsmarathon erhältlich sind und die kleinen wichtigen Küchenhelferlein (Maschinen und Geräte) in jedem halbwegs gut sortierten Haushalt vorhanden sind. Das Kochbuch ist ja auch

nicht für Profis geschrieben worden, sondern für Euch, für die Familie und Freunde. Halten wir es mit einem Zitat aus dem Buch: „ Gute Zutaten, gute Gesellschaft und Spaß am Kochen sind die Basis für Erfolg am Herd". Wohl bekomm's!

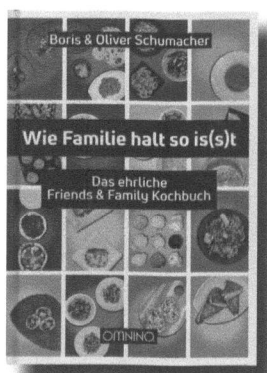

Wir verlosen 2 Exemplare vom Kochbuch - wer gewinnt, kocht uns dann etwas daraus.

Boris & Oliver Schumacher „Wie Familie halt so is(s)t - Das ehrliche Friends & Family Kochbuch, Omnino Verlag, Berlin, ISBN 978-3-95894-106-9, 24,99 €.

Wie praktisch sind Klemmsitze für Kinder?

Als relative Neu-Oma (mein erstes Enkelkind Josephine wurde Mitte August 2018 geboren) komme ich in den Genuss, ein bisschen Kleinkinderzeit wieder live zu erleben. Diesmal musste ein Klemmsitz angeschafft werden. Wie bewährt er sich?

Finchen-Alarm bei den Gratkowskis! Das Enkelkind kommt aus Hamburg und wir brauchen einen Hochstuhl. Einen „richtigen" aus Holz haben wir second-hand über Ebay-Kleinanzeigen gefunden. Für alle Fälle bestelle ich noch bei Lidl einen Klemmsitz dazu. Vom Design her entschieden wir uns für das Modell mit dem schwarz/weißen Muster. Schließlich wollten die jungen Eltern den Sitz auch mal in den Urlaub oder zu Freunden mitnehmen ... da soll der Sitz gut aussehen.

Nach der relativ schnellen Lieferung probierten wir den Sitz an unserem Küchentisch aus. Er konnte befestigt werden, aber nur in ziemlich schräger Lage. Fazit: Tischplatte zu dick. Da wir in unserem relativ

rustikalen Haus nur Tische mit dicken Platten hatten, passt er nirgends richtig.

Halt: Im Garten - da war die Tischplatte genauso, wie sie sein sollte und Josephine fühlte sich pudelwohl in ihrem mobilen Tischchen. Natürlich kann man sie anschnallen ... unser Koboldinchen Finchen.

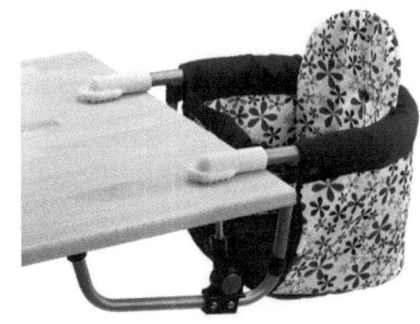

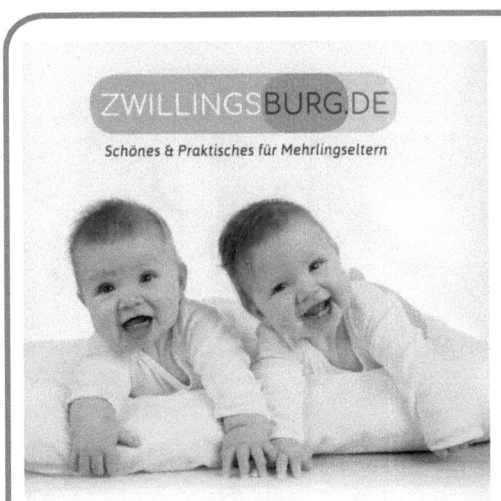

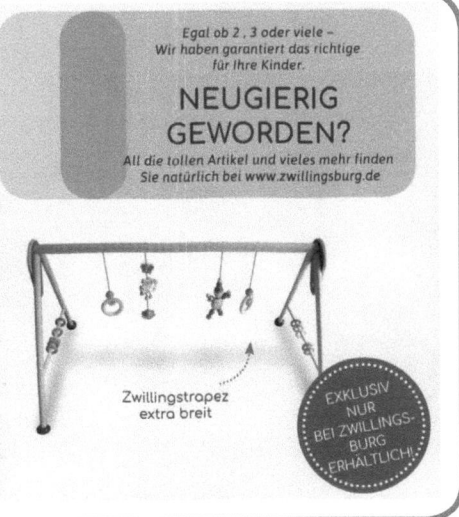

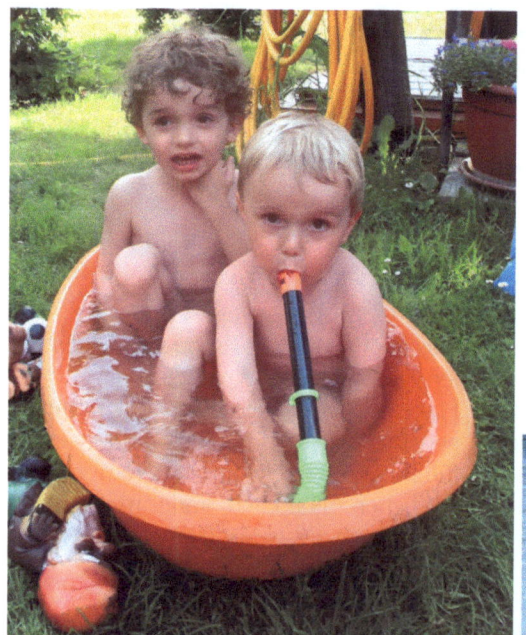

Platz ist im kleinsten Becken: Fynn und Luka haben Spaß in einer Wanne.

Kleiner Kampf ums Badespielzeug ... am Gardasee.

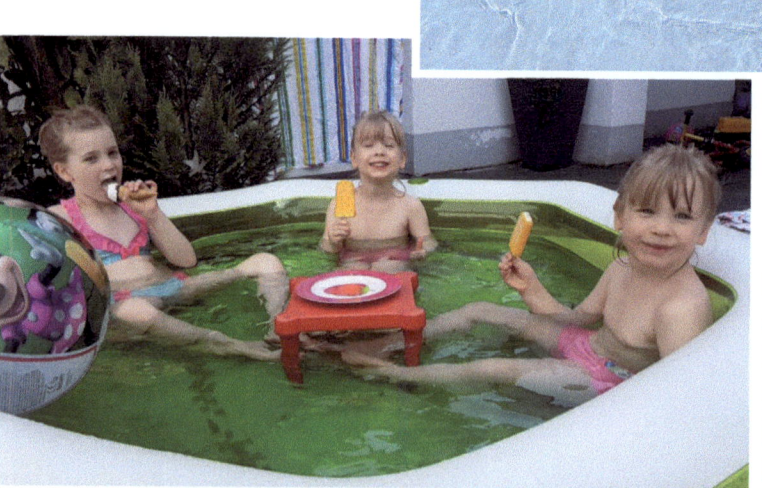

So lässt es sich aus- halten: Drei Grazien im heimischen Pool.

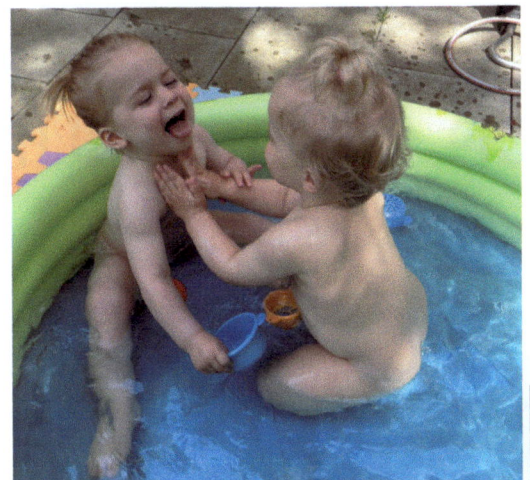

Wir waschen uns gegenseitig - Paula und Juli nutzen den Sommerspaß gleich zur Körperpflege ...

Auf dem Schwimmponton: Sören und Emil machen einen Kurzurlaub.

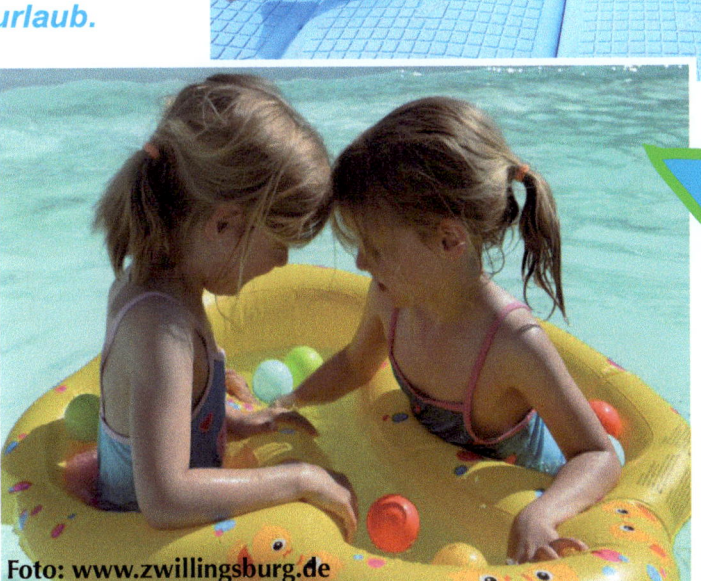

Neue Fotos gesucht ... wir nehmen immer noch gerne Fotos ... schickt sie an info@twins.de

Zwillingsschwimmreifen - doppelter Spaß - gibts bei Zwillingsburg.

Foto: www.zwillingsburg.de

Astrid und Janna erinnern sich immer gut

Seit vielen Jahren begleiten wir Astrid und Janna, die eineiigen Zwillinge von Sigrun Eder auf ihrem Weg durchs Leben. Die beiden müssen heute zum Schuhekaufen und prompt fallen ihnen wieder alte Geschichten ein ... denn was sie einmal hören bleibt im Kopf.

Astrid brauchte neue Hausschuhe für die Schule und so fuhren wir los. In unserem gewohnten Schuhgeschäft wuselte es und schaute wenig einladend, dafür nach Umzug aus. Wir erfuhren, dass das Geschäft geschlossen werden sollte.

Wie lange braucht man, um den perfekten Schuh zu finden?

Wie fast immer bummelte ich durch die Gänge und probierte etwas. Da brachte Janna die Frage ein: „Wie lange dauert es, bis man den perfekten Schuh gefunden hat?" Die Antwort darauf suchten wir, während mich die Mädels bei der Schuhwahl berieten. Ich liebe das, wenn es heißt: „Mama, nimm den Schwarzen" oder „Probier diesen mal an".
Wenn es ums Probieren geht, dann schleppen die beiden meist glitzernde Pumps oder welche mit Lack an und lachen sich kringelig, wenn ich in diesen eine Runde drehe.

Schuhekaufen dauert lang und ist manchmal auch langweilig ...

Manchmal bin ich erstaunt, wie gut sie mich kennen. Denn meistens sagen sie mir mein Verhalten im Geschäft voraus: „Mama, Du sagst es geht ganz schnell! Dann gehst Du herum, probierst und das

dauert dann soooo lange". Obwohl ich gezielt einkaufe, entscheidungsfreudig und flott bin, fühlt es sich für Astrid und Janna deutlich länger und an.
Achja, für Janna und Astrid fand ich schöne Schuhe in Größe 33, eine Nummer zu groß. Ich kaufte sie trotzdem, da 70 Prozent Rabatt der Hammer war.
Doch wir mussten weiter, die ursprüngliche Mission war noch nicht geschafft.
15 Minuten später standen wir bereits im anderen Geschäft, welches ich früher häufiger frequentiert hatte und das seit kurzem in neuem Glanz erstrahlte. Auch die Mädels strahlten, weil sie eine sehr gute Auswahl an Schlappen der Marke Superfit und Birkenstock hatten.

Astrid hat nicht vergessen, dass sie das Augenpflaster runter tun darf.

Auf dem Weg zur Kasse erinnerte sich Astrid wieder daran, dass sie wie schon eine halbe Stunde zuvor das Augenpflaster, das sie über einem Brillenglas zur Augenkorrektur tragen muss, ziemlich störte und ich ihr doch versprochen hatte, dass sie es nach dem Einkaufen runter tun dürfe.

Weiter auf Seite 44.

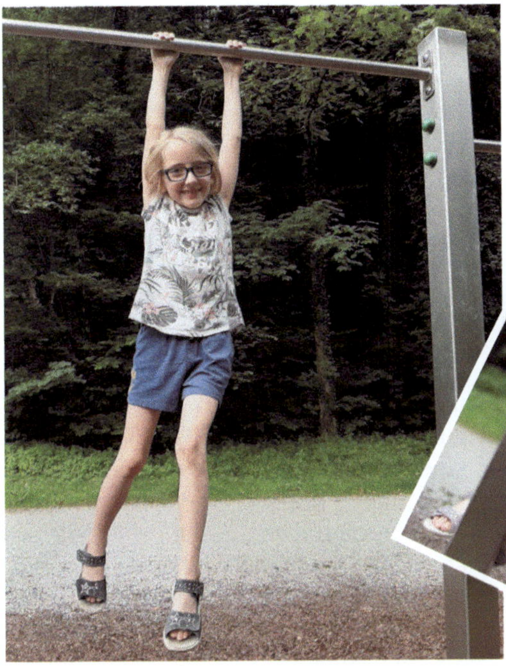

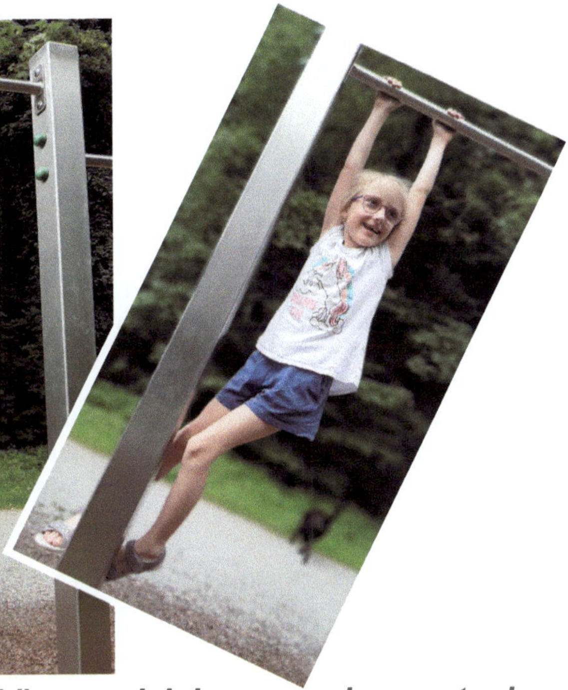

Janna (links) und Astrid können sich immer dann gut erinnern, wenn es ihnen kleine Vorteile bringt ... bei Mathematik ist es ein bisschen anders. Trotzdem haben sie fleißig gelernt.

Gewaltfrei Konflikte lösen dank Giraffe Gino

Emil Erdmännchen möchte mit seiner Familie und seiner Freundin Carla Chamäleon einen Ausflug zum himmlisch duftenden Beerenstrauch machen. Doch Carla Chamäleon hat keine Lust, und Emil Erdmännchen versteht nicht, wieso. Bevor es zum Streit kommt, taucht Gino Giraffe auf. Was für ein Glück! Gino Giraffe erklärt Emil Erdmännchen und Carla Chamäleon ihre Bedürfnisse ... Das fröhlich illustrierte Bilder-Erzählbuch „Was brauchst du?" unterstützt Kinder dabei, Gefühle und Bedürfnisse zu erkennen, um für jeden eine passende Lösung zu finden. Die Gewaltfreie Kommunikation (GFK) hilft dabei, Konflikte zu lösen.

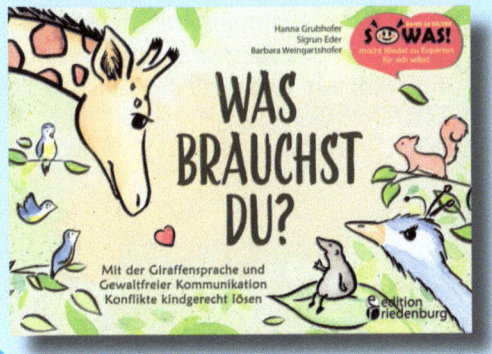

Was brauchst du? Mit der Giraffensprache und Gewaltfreier Kommunikation Konflikte kindgerecht lösen, von Hanna Grubhofer, Sigrun Eder, Barbara Weingartshofer, SOWAS-Taschenbuch, Edition Riedenburg, ISBN 978-3-990820-22-3, 19,90 Euro

Unvergessen ist den beiden eine andere Situation beim Schuhekaufen, wo bei ihnen die Stimmung kippte, nachdem sie sich ihre Schuhe bereits ausgesucht hatten und ich noch dabei war. Zur Ablenkung verriet ich ihnen damals meinen Sperrcode für das Mobiltelefon. Vielleicht ein Fehler?

Im Erinnern sind die beiden nämlich wirklich gut. Einmal erzählte Anekdoten bekomme ich stets von ihnen wiedererzählt. Meist sind es Geschichten aus meiner Kindheit, die sie interessieren.

Geschichten aus Mamas Kindheit sind am interessantesten.

Anders sieht es natürlich dann aus, wenn sich das Erinnern auf schulische Dinge bezieht. Der Erinnerung in Mathematik zum Beispiel haben wir intensiv auf die Sprünge helfen müssen, angesichts des Notenschlusses.

Da haben die beiden noch mal ordentlich Gas gegeben. Ich war dankbar, so fleißige und kooperative Töchter zu haben, ich weiß ja, wie andere Kinder ihren Eltern einen Baum aufstellen.

Neue Geschichten zum Erinnern haben wir auch gesammelt: Denn die Enkeltochter von Freunden der Familie war zu Besuch und weil das Wetter nicht eindeutig sommerlich war, gab es zwei Treffen im überdachten und angenehm temperierten Pool. Wie herrlich. Daran können sich Janna und Astrid sicher noch lange erinnern.

Auch schlechte Träume bleiben noch lange wach.

Das Erinnern an schlechte Träume ist dagegen eher nachteilig, wenn es darum geht, ins Bett gehen zu müssen und wohlgemerkt ins eigene. Da tut sich dann Astrid oftmals noch schwer. So

passiert es, dass ihr vorm Schlafengehen nur weniger gute Dinge einfallen und sie fünf- bis zehnmal aufsteht.

Angesichts der dann meist schon fortgeschrittenen Uhrzeit lege ich mich dann doch zu ihr und der erleichterte Atemzug, das breite Grinsen, der Griff zu meinem Ohr erinnert mich an die Zeit von früher. An jene Zeit, wo mich Janna und Astrid noch den ganzen Tag benötigt hatten, während es jetzt meistens heißt: „Klopf an, wenn Du was brauchst ...!" und mit einem Wumm fällt die Kinderzimmertür anschließend ins Schloss.

Und immer dann, wenn die beiden zeitig schlafen und ich eigentlich ganz viel Zeit für mich hätte, gibt es eine Nuss zu knacken, will heißen: ich komme aus irgendeinem Grund doch nicht zu meiner wohlverdienten Ruhe. So wie kürzlich, als sich meine Nachbarin im oberen Stock verletzt hatte und ich die Rettung rufen musste.

Gehen Astrid und Janna früh zu Bett, passiert sicher irgendetwas aufregendes ...

Das war vielleicht ein Heckmeck und Astrid flüsterte der bereits schlafenden Janna den jeweiligen Ist-Stand ins Ohr, damit sie weiß, was los ist.

Abschließend fällt mir ein, dass die beiden mal die Kissen aus dem Schlafzimmer stibitzt hatten. Und bei der nächtlichen Wanderung vom Kinderbett ins Elternbett brachte Astrid für ihren besseren Komfort sogar wieder eines der stibitzten Kissen mit *g*!

(Sigrun Eder)

■ ■ ■ ■ ■ ■ ■ ■ ■

Sigrun Eder ist als Autorin für den Salzburger Verlag Edition Riedenburg tätig. Mehr über das Verlagsprogramm unter **www.edition-riedenburg.at**

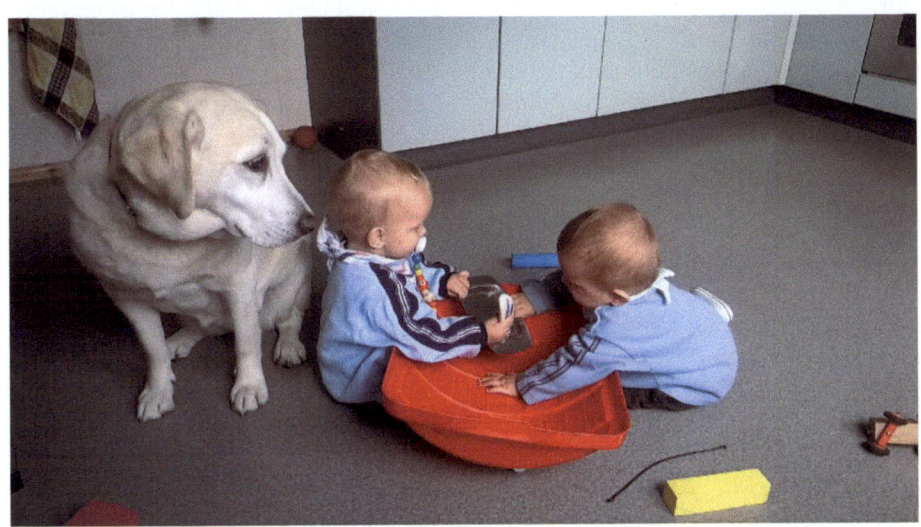

Es gibt nichts besseres für Kinder, als mit Tieren aufzuwachsen ...

Wenn ich könnte, würde ich mir einen ganzen Zoo halten ... bei Zwillingsfamilie P. lebt außer den Kindern Björn (9) und den Zwillingen Emil und Sören (5) mit Hund Elli, einer Katze und den Ponys Pirat und Jenny ein ganzer Zoo. Zwillingsmutter Franziska erzählt davon.

Es gibt nix besseres für Kinder als mit Tieren aufzuwachsen .. Ich durfte in meiner Kindheit auch mit Tieren aufwachsen. Mein Hund hieß Ben - ein Dalmatiner. Ben war ein echter Kumpel für mich. Mit ihm bin ich durch dick und dünn gegangen. Es waren zehn super tolle Jahre mit ihm.

Der Bauernhof - mein persönliches Paradies auf Erden!

Wir hatten in der Nachbarschaft einen Bauernhof - da hab' ich mich täglich aufgehalten nach der Schule. Das war mein persönliches Paradies auf Erden!

Mittlerweile bin ich erwachsen und bin zu meinem Mann auf den Bauernhof gezogen, wo unsere Ponys, Hasen und unsere Katze mit uns zusammen wohnen. Wir haben unsere Familie gegründet, zu der unser „Großer" Björn (gerade neun Jahre alt geworden) und die Zwillinge Sören und Emil (jetzt fünf) gehören.

Emil, Sören und ihr großer Bruder Björn haben ihre Lieblinge im Hasenstall sitzen. Jeder hat einen Lieblingshasen und ein Lieblingsmeerschweinchen, die jeden Tag von den Kids versorgt werden. Natürlich helfen wir bei den Arbeiten, die da so anfallen, mit.

Emil reitet auch immer gerne auf den Ponys, was ich persönlich echt cool finde, dass eines meiner Kinder in meine Fußstapfen tritt und auch gerne reitet.

Mein Pony Pirat ist mittlerweile 26 Jahre alt. Auf ihm habe ich als Kind Reiten gelernt und jetzt lernt auch Emil auf dem guten alten „Piraten" das Reiten oder besser gesagt, eher auf Jenny, dem anderen Pony. Pony Jenny ist nämlich Emils Liebling, da sie ruhiger ist.

Die Haustiere waren zuerst da - die Kinder kamen problemlos dazu ...

Haustiere und Kinder? Ich habe mir da nie Gedanken gemacht, als ich mit den Kindern schwanger war, ob es Probleme geben wird mit Kindern und Tieren unter einem Dach.

Die Tiere waren nun schon da und das würden wir schon hinkriegen. Und wie gesagt, ich finde, es gibt keine bessere Sache als mit Tieren aufzuwachsen.

Was wichtig ist, ist, dass man Hund, Katz & Maus und die Kids an einander gewöhnt und den Kindern von Anfang an den richtigen Umgang mit den Tieren beibringt .

Omas Hund Lena war so super lieb zu den Babys (siehe Foto auf Seite 45) - einfach nur traumhaft. Lena hat auf die Kids aufgepasst, als sie angefangen haben zu krabbeln. Und als Emil und Sören angefangen haben, sich an Möbeln hochzuziehen, hat sich Lena, ein Labrador Retriever hinter die Kids gelegt und mich dabei angesehen, als ob sie mir sagen möchte: „Wenn sie fallen, fallen sie auf mich drauf und ihnen passiert nichts. Ich beschütze Deine Kinder!" Das war ihr wichtig. Lena war einfach nur ein traum-

hafter Hund - wir haben viele schöne Jahre mit Lena gehabt. Sie ist einfach unvergessen! Und ja: Lena, wir vermissen dich!

Lena ist im März 2019 mit einem stolzen Hundealter von 13 Jahren gestorben. Das hat uns alle sehr traurig gemacht und wir haben wieder einen Stern mehr am Himmel, der auf uns Acht gibt.

Statt Lena passt jetzt Elli auf die Zwillinge und Björn auf.

Lena hat uns auch einen neuen kleinen „Engel auf Erden" geschickt - sie heißt Elli und ist ebenfalls ein Labrador Retriever. Auch Elli wohnt bei Oma.

Für die Kids ist es ein Abenteuer und sehr spannend, einen Welpen aufwachsen zu sehen.

Neben Lena und Ellli hatten wir auch immer Katzen. Unsere Katze hat auch mit dem Zwillingen im Kinderwagen geschlafen. Das war ihr Lieblingsplatz, wenn die Babys im Kinderwagen waren. Sich mit dazu zu legen - das hat ihr gefallen.

Die Kinder helfen mit und tragen Verantwortung für die Tiere.

Heute sind die Jungs voll dabei und helfen mit, wenn es heißt, Tiere füttern, ausmisten und putzen, was uns als Eltern sehr glücklich macht und uns zeigt, wir haben alles richtig gemacht.

Und den Jungs macht es auch Spaß.

Was das wichtigste ist, wenn Kinder mit Tiere aufwachsen, ist, dass die Kids lernen, Verantwortung zu übernehmen. Das ist etwas, das sie fürs Leben lernen. Natürlich sollte man schon immer ein wachsames Auge darauf haben.

Natürlich gibt es viel zu beachten bei der

Weiter geht's auf Seite 48.

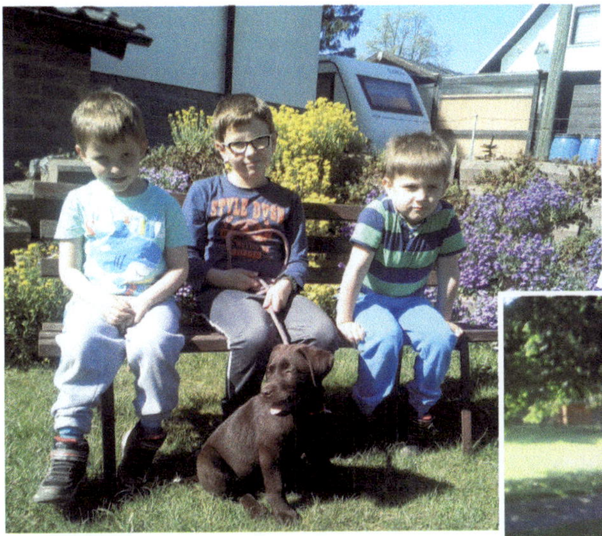

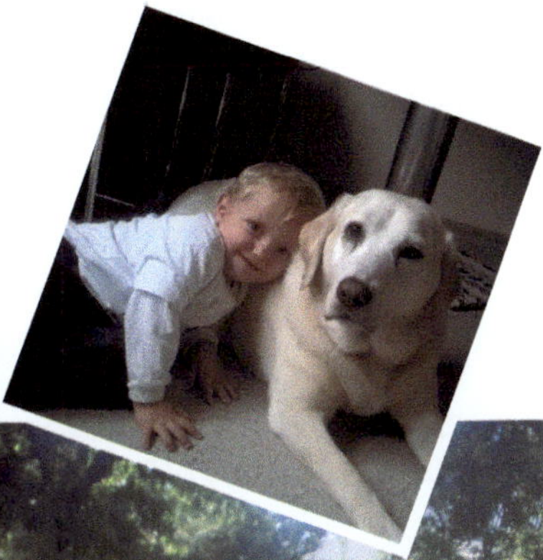

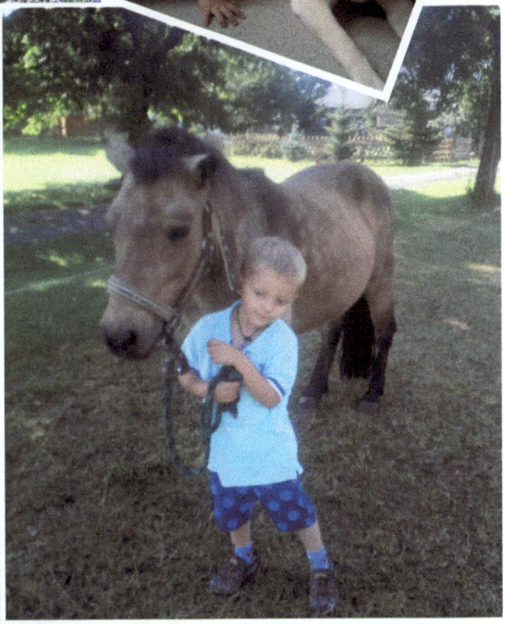

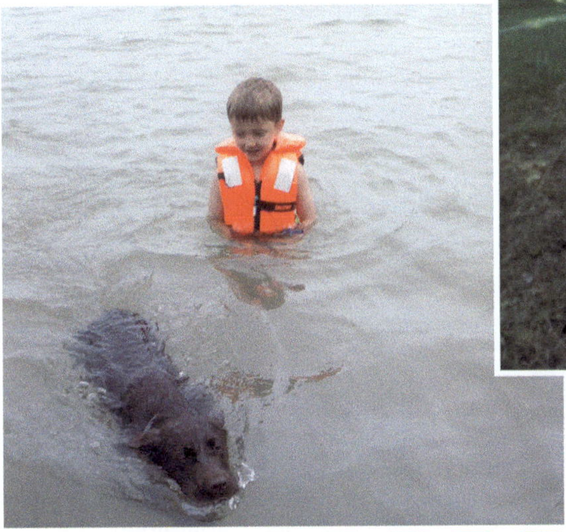

*Kinder, die naturnah auf-
wachsen und auch mit Tie-
ren, haben eine tolle Kindheit - fast wie in Bullerbü.*

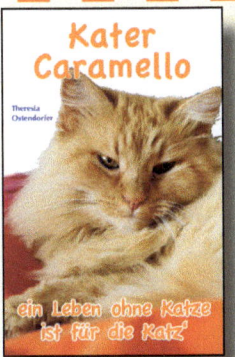

Kater Caramello - ein Denkmal für eine Katze

Ich wollte meinen Kindern das Aufwachsen mit Tieren ermöglichen ... nachdem ein Versuch mit einem Hund fehlgeschlagen war, hatten wir in zweifacher Hinsicht „einen Kater". Caramello begleitete die Familie von Gratkowski 17 lange Jahre. Mit einem Buch habe ich ihm ein Denkmal gesetzt.

**Das Buch gibt's unter www.landsach.de und im Buchhandel zu kaufen.
ISBN 978-3-927058-88-0, 12,99 Euro**

Anschaffung von Tieren - wer versorgt sie? Das ist die wichtigste Frage, die vor allem jetzt in der Urlaubszeit immer wieder ansteht.

Damit wir in den Urlaub fahren können, wird unsere Katze von einer Freundin versorgt und die Hasen und Ponys werden von unserem Opa versorgt.

Vorher überlegen: Urlaubs-betreuung & Tierarztkosten.

Auch muss man überlegen, dass die Tiere mal krank werden können und dann kommen Tierarztkosten auf Euch zu. Die sind manchmal „nicht ohne" ...

Natürlich erlebt man auch viele lustige Begebenheiten mit Tieren. Wenn ich das alles aufschreiben würde, dann wird das hier kein Artikel, sondern ein Roman ...

Deshalb sage ich hier Tschüß und bis bald und gehe jetzt raus, um erst einmal die Tiere zu versorgen.

Und dann fahren wir zur Oma, um mit Elli neue Abenteuer zu erleben zum Beispiel Baden gehen und mit dem Stand-up-Board auf den See zu fahren. Hund Elli macht das richtig gut und dann springen wir zusammen ins Wasser und mal sehen, wer zuerst am Strand ankommt ...

Wir wünschen Euch allen ein schönen Sommer - Björn, Emil und Sören sowie unsere Tiere ... (Franziska P.)

Zum Schluss noch ein schöner Spruch, der eigentlich alles sagt ...

Es sind die ohne Schuhe,
die jeden Weg mit uns gehen ...

Es sind die ohne Geld,
die uns all das geben, was unbezahlbar ist ...

Es sind die, die uns nichts versprechen,
die uns niemals enttäuschen ...

Es sind die, die nichts besitzen,
die uns oft mehr geben können, als die meisten Menschen.

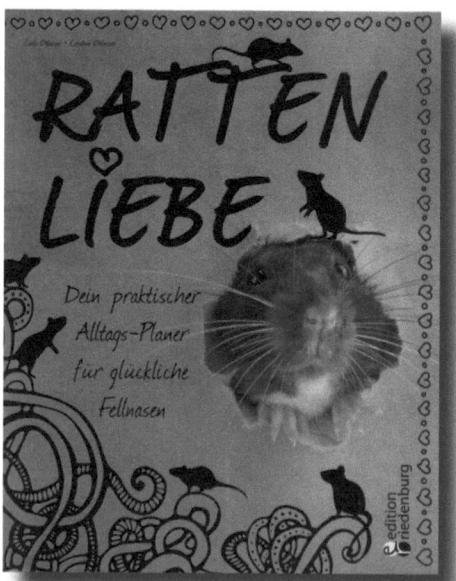

Warum nicht mal Ratte?

Auch Ratten sind bei vielen Kindern als Haustiere beliebt. Und auch da gilt es einiges bei der artgerechten Haltung zu beachten. Caroline Oblasser hat zusammen mit Töchterchen Carla einen Alltagsratgeber verfasst, der nicht nur sinnvolle Information enthält, sondern auch noch Spaß macht. Denn zahlreiche Seiten sind zum Ausfüllen da. Und so lernen kleine Rattenfans quasi im Vorbeigehen, was wichtig für ihre kleinen Lieblinge ist. Wir verlosen unser Rezensionsexemplar, das wir netterweise zugeschickt bekamen.

Das Buch ist im Verlag Edition Riedenburg erschienen ISBN 879-3-99082-021-6. Es kostet (im Buchhandel) 14,90 Euro.

Geschwister - Freunde für's Leben?

Ja, Zwillinge sind nicht einfach nur Geschwister. Sie haben entweder eine sehr starke Bindung zueinander oder eine normale oder eben gar keine. Jedenfalls treffen viele in diesem neuen Buch geschilderten Situationen auch auf gleichaltrige Geschwister zu: Zwillinge. Wir stellen Euch das Buch vor.

Ein Leben lang hat man sie: Geschwister. Jetzt kommt es darauf an, gut miteinander umzugehen, auch wenn es Phasen der Entfremdung gibt, nachdem Geschwister jahrelang „zwangsweise" im gleichen Umfeld (zu Hause) „gehalten" wurden ...

Zwillinge sind auch Geschwister.

Zwillingseltern kennen meist noch andere

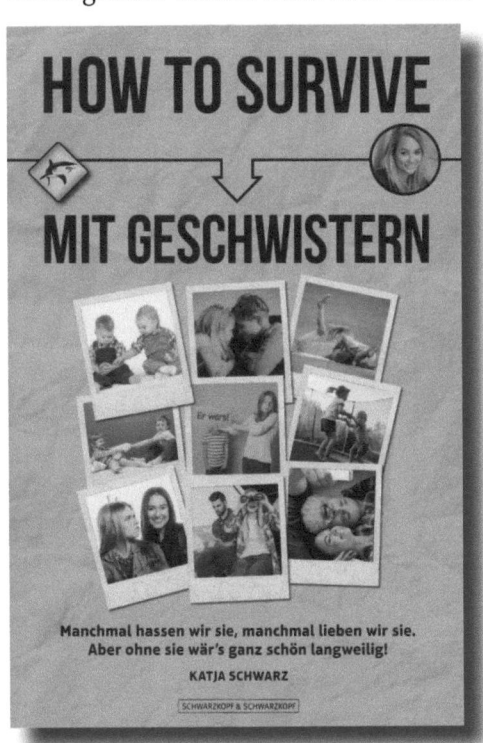

Aspekte der „Geschwisterliebe" - echte Liebe, blindes Verstehen bei eineiigen Zwillingen, aber auch dauernde Konkurrenz und ein Streitpotential scheinbar ohne Ende.

Katja Schwarz, die Autorin, hat in diesem Buch alle denkbaren Situationen vorgestellt und noch besser: Strategien entwickelt, wie Geschwister damit umgehen können, ohne das schöne Band untereinander ganz zu zerreißen.

Was sind das für Situationen? Zum Beispiel „hinterlistig geplünderte Süßigkeitenvorräte", „zahlreiche verpetzte Sünden", „heimliches Tragen der Lieblingsklamotten des anderen" und vieles mehr.

Wie geht man mit Geschwistern um, die nicht nur „Zimmerregeln", sondern auch die Privatsphäre des anderen verletzen? Wie kommen Geschwister damit klar, die abgetragenen Sachen des Vorgängers anziehen zu müssen ... Halt, das haben wir bei Zwillingen eher nicht, denn sie sind bis auf Ausnahmen meist gleich groß ... Aber die vielen, anderen Szenarien, die kennen sie und wir Eltern auch. Das Buch kann aus Rivalen Freunde machen - und das freut auch die Zwillingseltern. Wir losen das Buch. Schreibt an info@twins.de

Katja Schwarz, „How to survive mit Geschwistern", Verlag Schwarzkopf & Schwarzkopf, 978-3-86265-752-0, 9,99 Euro.

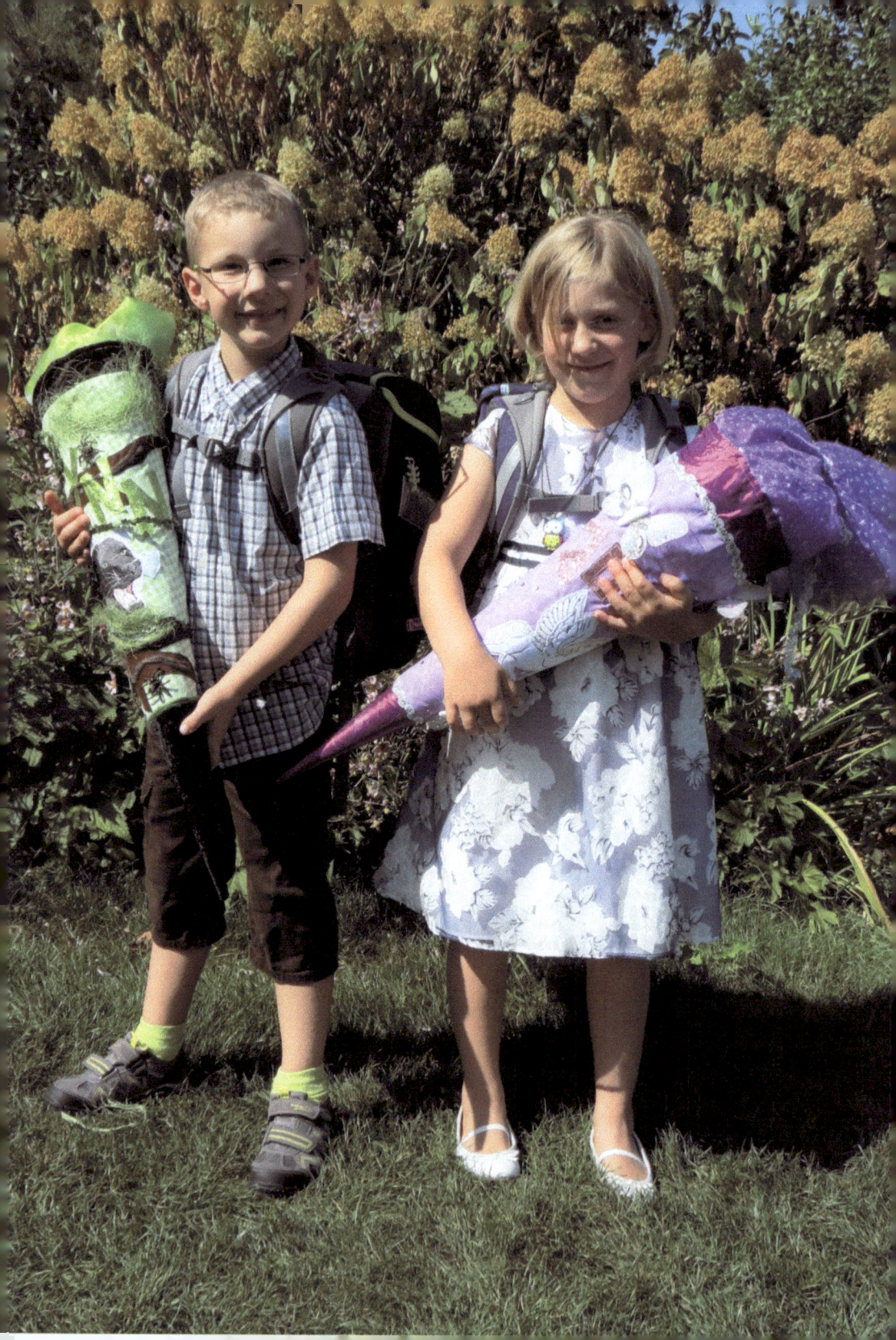

Schule ahoi! Fynn & Josie in der Schule!

Soll man Zwillinge in der Schule trennen oder nicht? Das sollte den Eltern überlassen bleiben, denn sie kennen ihre Kinder gut genug, um die Notwendigkeit einer Trennung erkennen zu können. Für Josie und Fynn, die sehr unterschiedlich sind, bringt eine gemeinsame Klasse unnötige Konkurrenz. Aber: Dieses Jahr wird nach Dorfzugehörigkeit getrennt.

Schule ahoi! Ja, die Zeit vergeht wirklich wie im Flug! Und vor allem das letzte halbe Jahr machte ich mir doch viele Gedanken über den Schulstart von Fynn und Josie jetzt im September ...

Die beiden besuchten die gleiche Kindergartengruppe, was auch gut war für beide. Aber Richtung Schule bekam ich doch Bammel. Wir wohnen in einem kleinen Ort und meistens gibt es nur eine Klasse. Da ich mich dagegen sträubte, überhaupt zu überlegen, die Kinder oder dann ein Kind anderernorts unterzubringen, versuchte ich mich an den Gedanken zu gewöhnen, dass wohl beide in eine Klasse kommen werden.

Eine gemeinsame Klasse für unsere Zwillinge?

Aber oh Wunder! Der Jahrgang ist sehr stark vertreten hier im Ort und auch in den Nachbarorten, aus denen Kinder hier an die Schule kommen. Es sollte also zwei Klassen geben - wie wunderbar!

Ich könnte Fynn und Josie trennen ... wenn es nicht die blöde Klassenverteilung gegeben hätte! Dieses Jahr sollten alle Dobler Kinder komplett in eine Klasse kommen und alle „Auswärtigen" in die andere. So ein Sch...!

Ich habe viel hin und her überlegt, mit den Erzieherinnen und der Vorschullehrerin ge-

sprochen. Im Endeffekt war es unsere Entscheidung: wir mochten keines unserer Kinder in die Klasse geben, in der es niemand anderes kennt und alle anderen dürfen in eine Klasse gehen. Ja, ich weiß. Sie lernen sich doch kennen; sie sehen sich doch in den Pausen; sie gewöhnen sich doch schnell daran. Ich bzw. wir haben uns nun so entschieden.

Unterschiedliche Zwillinge sollen sich frei entfalten können.

Trennen wollten wir sie, weil sie doch sehr unterschiedlich in ihrer Art sind. Josie sehr interessiert im Schreiben, toll im Malen. Fynn glücklich, wenn er im Garten schaffen kann, Stifte kennt er quasi nur vom Sehen. Ich wollte den Druck, den es zu Hause bestimmt geben würde, rausnehmen können, nach dem Motto: der Lehrer macht das halt so und der so. Deswegen lernst du schon das und der andere eben jenes.

Sie sitzen getrennt - immerhin.

Seit zwei Wochen gehen die beiden also in eine Klasse. Sie sitzen nicht nebeneinander und auch in den Pausen trennt sich immer wieder ihr Weg.

Die Hausaufgaben machen wir zusammen an einem selbst angepassten Schreibtisch im Esszimmer. Die Plätze sind nach zwar nebeneinander, aber einer sitzt versetzt nach hinten und ich (momentan noch) in der Mitte dazwischen.

Es läuft ganz gut, wir sind dabei unseren Rhythmus zu finden. Fynn ist langsamer als Josie, ihm fällt vor allem die Stifthaltung schwerer. Bisher geht es gut so. Mal in einem halben Jahr schauen, wie ich es dann organisiert habe.

*Ich bin stolz: Schultüten hab'
ich selbst gemacht.*

Zu den Schultüten noch ein Wort (bin da so stolz drauf!) Die habe ich nämlich selber genäht, mein zweites Nähprojekt!!! Ich fand die Idee toll, Schultüten aus Stoff zu machen. Sie halten auch bei Regen, man kann sie platzsparend aufbewahren oder sie später als Kissen ausstopfen und so lange als Andenken haltbar machen.

Tolle Anleitungen gibt es unter Youtube und damit kann man seine eigenen Ideen ganz gut umsetzen. Es hat mich zwar schon einiges an Nerv und Zeit gekostet, aber ich finde, es hat sich gelohnt! (Tanja A.)

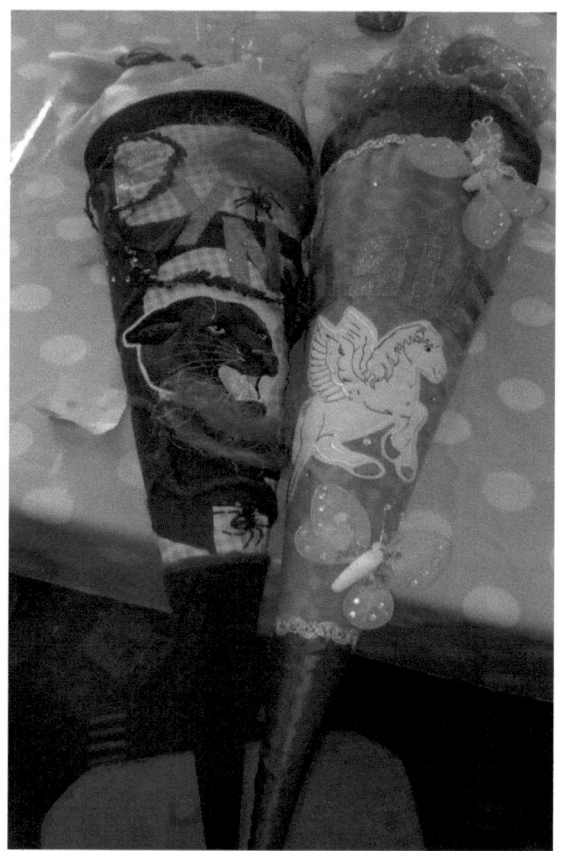

Anleitungen zum Schultüten-Basteln gibt's auf Youtube. Zeit & Nerven braucht man ebenfalls.

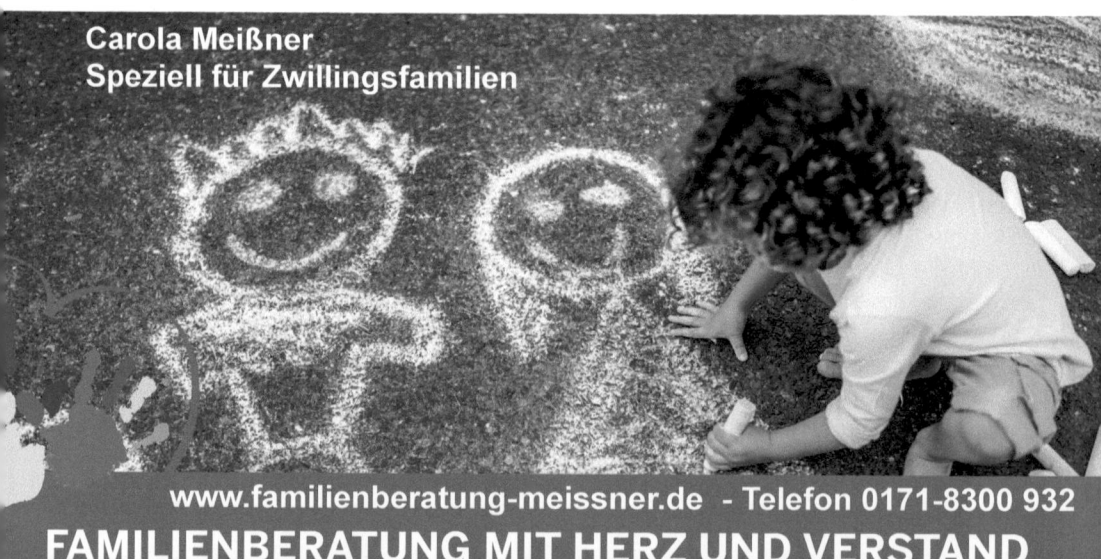

Zwillinge: immer ein Herz & eine Seele?

Von Zwillingen nimmt man an, dass sie sich immer sehr gut verstehen - quasi ein Herz und eine Seele sind. Dass das nicht zwangsläufig ist und Streit an der Tagesordnung, macht Eltern verrückt. Diana berichtet.

Zwillinge - immer ein Herz und eine Seele? Das haben wir auch gehofft, dass der Streit mit dem Älterwerden abnimmt. Ich will da keine Hoffnung zerstören, aber unsere Zwillinge sind nun sieben Jahre alt und es hat sich in dieser Hinsicht leider nichts geändert. Naja, verändert hat es sich schon, aber nicht gebessert.

Sie haben schon immer gestritten, sei es um das Rutschauto (wir hatten zwei), um Legos (wir haben Tausende), um den Vortritt bei der Rutschbahn, Schaukel etc. ...

Als sie noch nicht sprechen konnten, wurde kräftig zugepackt oder gebissen und ich hoffte, dass es besser wird, wenn sie mal sprechen. Wurde es nicht, mit dem Sprechen kam auch der Streit auf der verbalen Ebene.

Es ist normal das Geschwister zoffen, die einen mehr, die anderen weniger, und bei Zwillingen wohl kaum anders zu erwarten. Aber es ist sehr, sehr anstrengend für die Eltern oder diejenigen, die sich gerade um die Zwillinge kümmern (Lehrer, Großeltern etc.). Das war mitunter ein Grund, warum wir sie ab Kindergarten getrennt haben.

Auch ich habe gegoogelt und in Foren andere Zwillingseltern gefragt, wann es endlich aufhört oder erträglicher wird. Wenn sie eigene Wege gehen oder ausziehen, heißt es dann und ich denke, diese Antwort ist ziemlich ehrlich und realistisch. Und so suchen wir einen Weg, wie wir mit dieser

ewigen Streiterei besser umgehen können und nicht mehr, wie wir die Zwillinge dazu bringen weniger zu streiten.

Wir mischen uns dann ein, wenn es nach Mord- und Totschlag aussieht, ansonsten lassen wir sie streiten. Außer beim Autofahren, da gilt Nulltoleranz. (Diana R.)

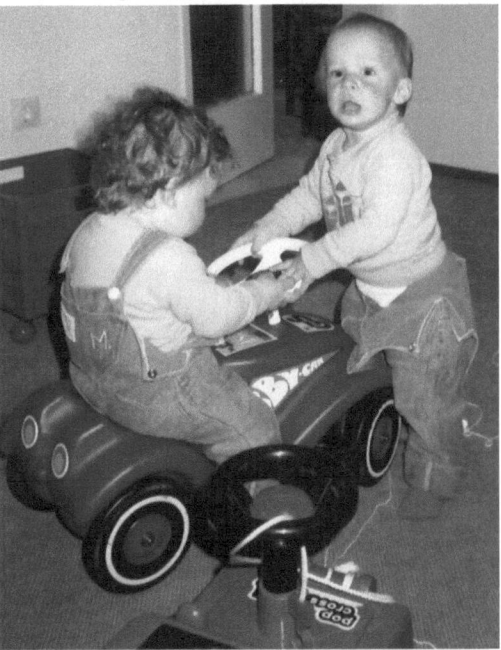

Kampf ums Bobbycar. Maximilian und Constantin streiten. Zusammen mit Carola Meißner (siehe links) planen wir ein Buch zum Thema. Schickt Eure Erfahrungen an info@twins.de.

Zwillinge: Passt auf Euren Rücken auf!

Jetzt, wenn die Schule wieder startet (in Bayern ja erst im September) sind die Rücken kleiner Schulkinder auch wieder besonderen Belastungen ausgesetzt. Neurochirurg Dr. Sabarini hat ein paar Tipps zusammengestellt, die die Schul-Neulinge beherzigen sollten.

Die Schule fängt an und für die kleinen Schulanfänger gehören neben Spielen und Toben nun auch Lesen, Schreiben und Rechnen zum Alltag. „Mit dem Schulstart verändert sich auch das Bewegungsverhalten der Kinder. Während in der Kindergartenzeit viel Bewegung ihren Tag prägte, verbringen sie in der Schule mehr Zeit im Sitzen. Dies kann zu Rückenschmerzen führen, die sich allerdings mit ein paar Tricks vermeiden lassen", weiß Dr. Munther Sabarini, Neurochirurg und Gründer der Avicenna Klinik in Berlin.

Typische Schreibtischhaltung kann die Wirbelsäule schädigen.

Sitzen beansprucht die Wirbelsäule und die Rückenmuskulatur stärker als das Gehen oder Stehen. In der Schule oder beim Anfertigen der Hausaufgaben am eigenen Schreibtisch sitzen Kinder aber nicht nur lange Zeit, sondern nehmen häufig auch die schädigende Körperhaltung mit vorgebeugtem Kopf und rundem Rücken ein. Besonders diese typische Schreibtischhaltung erzeugt jedoch nicht nur Rücken-, sondern auch Nackenschmerzen. Um Verspannungen zu verhindern, helfen eine gerade Haltung sowie abwechslungsreiche Sitzpositionen. Kinder sollten den Kopf also ruhig auch einmal mit der Hand abstützen, mit den Füssen auf den Boden unter dem Tisch tippen oder sich an den Stuhl lehnen dürfen - Hauptsache die

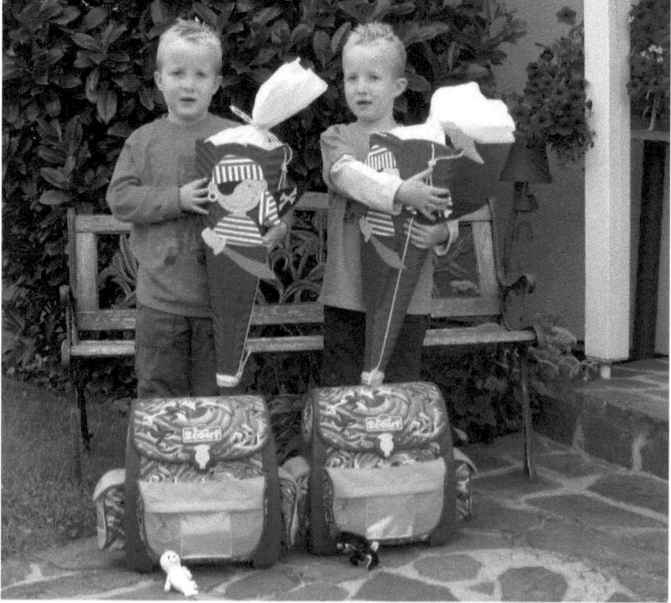

Jannick und Chris stolz auf ihre Schulränzen. Richtig tragen hilft Rückenschmerzen vermeiden.

Wirbelsäule bleibt in Bewegung. Es ist eigentlich ganz einfach: Abwechslungsreiche Sitzpositionen und die richtige Trageweise des Schulranzens verhindern Rückenschmerzen.

„Zudem gilt es, besonders in den Pausen und an freien Nachmittagen sowie Wochenenden auf ausreichend Bewegung zu achten", rät der Arzt und ergänzt: „Kleine spielerische Übungen lassen sich leicht in den Familienalltag integrieren."

So eine Übung ist zum Beispiel das imaginäre „Äpfelpflücken", denn dabei dehnen Kinder und ihre Eltern beispielsweise ihren Rücken, wodurch sich die Muskulatur lockert. Dafür einfach abwechselnd mit der linken und rechten Hand jeweils zwanzig imaginär am Baum hängende Äpfel pflücken und bei jedem Mal versuchen, etwas weiter nach oben zu gelangen.

Schwere Schulranzen richtig positionieren.

Über den richtigen Schulranzen haben wir schon in früheren ZWILLINGE-Heften viele Tipps veröffentlicht. Dr. Sabarini hat auch für das richtige Tragen von Schulränzen einige Ideen.

Denn auch zu schwere oder falsch eingestellte Schulranzen belasten junge Wirbelsäulen. Generell sollten Eltern darauf achten, dass Kinder keinen unnötigen Ballast transportieren. Bücher von nicht unterrichteten Fächern gehören an den jeweiligen Tagen nicht in die Schultasche. Manche Schulen bieten deshalb auch Schließfächer an, in denen Schüler ihre Unterrichtsmaterialien lagern können.

Und wie sollen Kinder den Ranzen tragen, wenn es unvermeidlich ist? Beim Transport zur Schule sind schwere Gegenstände am besten dicht am Rücken unterzubringen und das Gewicht zu

Wie beschäftigt man Zwillinge und Drillinge sinnvoll?

Natalie Schmitz ist Zwillingsmutter und Erzieherin. Sie hat zwei tolle Bücher für uns zusammengestellt. Bestellen kann man sie überall - im Internet (Amazon & Co.), im Buchhandel und unter www.twins.de

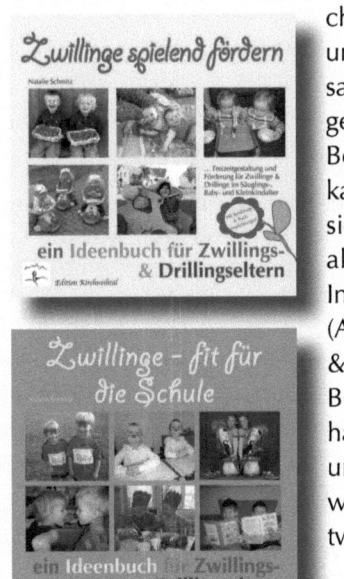

den Seiten hin gleichmäßig zu verteilen. „Viele Kinder tendieren auch dazu, den Tornister locker über eine Schulter zu hängen. Dies belastet den Rücken jedoch einseitig und führt auf lange Sicht zu Fehlhaltungen und Verspannungen. Um diese zu vermeiden, sollte die Oberkante des Ranzens bei festgezogenen Riemen waagerecht an den Schulterblättern anliegen", erklärt der Facharzt.

Für die etwas älteren Schüler gibt es auch eine Auswahl an Trolley-Schulranzen mit integrierten Rollen, die Schüler hinter sich herziehen können und so die Taschen nicht mehr auf dem Rücken tragen müssen.

Weitere Informationen gibt es unter www.avicenna-klinik.de

Doppelt durch Leben: Werner & Reinhard

Elke Ottensmann kennt die lustigen Verwechslungen und Streiche ihres Vaters und ihres Onkels seit sie denken kann. Jetzt hat sie sich ein Herz gefasst und mehr noch einen Stift und das Leben der eineiigen Zwillinge Werner und Reinhard zu Papier gebracht. Wir stellen das Buch vor.

Als Werner und Reinhard 1936 geboren wurden (Werner als erster), war die Geburt von Zwillingen oft noch eine Überraschung. Auch die Eltern der eineiigen Zwillinge, von denen hier die Rede ist, waren vollkommen überrascht, als sich nach der Geburt von Werner noch ein kleiner Reinhard den Weg ans Licht der Welt bahnte. Eineiige Zwillinge - wer hätte das gedacht?

Gleiche Kleidung - kein Wunder, dass es zu Verwechslungen kam.

Jetzt hat Reinhards Tochter Elke die Lebensgeschichte dieser Zwillinge aufgeschrieben. Inspiriert dazu wurde sie auf nach einer gemeinsamen Reise mit ihrem Vater nach Schlesien. Auf dem fröhlichen Fotoabend, der folgte, schaltete sie schließlich ein Tonband ein, das die lustigen und weniger lustigen Lebenserinnerungen der beiden Brüder aufzeichnete.

Vor allem von Verwechslungen können die beiden Brüder ein Lied singen - Verwechslungen waren quasi ihr täglich Brot. Werner und Reinhard waren deshalb alles andere als begeistert, dass sie von ihrer Mutter zu allem Überfluss auch noch gern gleich angezogen wurden.

Doch die Verwechslungsgeschichten sind nur ein Aspekt in ihrer Beziehung. Das Zwilling-Sein ist für Werner und

Reinhard noch viel mehr. Nicht nur, dass sie von ihrer Familie mit besonderer Liebe aufgezogen und gehätschelt wurden, sie hatten auch einander. Ein Vorteil, den nur Zwillinge wirklich schätzen können. Tochter (und Nichte) Elke hat uns in ihren Vorgängerbüchern („Aus Omas Nähkästchen und Opas Geigenkasten" und „Aus Opas Federhalter und Omas Handtasche") schon einen Einblick in ihre Familie gewährt und jetzt schauen wir mal in ihr Zwillingsbuch.

Natürlich beginnt es mit der überraschenden Geburt - drei Wochen zu früh ging es los. Und die Familie staunte nicht schlecht, dass statt des erhofften Mädchens nach zwei Jungs, Zwillingsjungs kamen: 2.300 und 2.100 Gramm leicht.

Jeder Bruder übernimmt einen Zwilling.

Die älteren Brüder waren begeistert. Jeder suchte sich „seinen" Zwilling aus und fortan hatte Mutter Johanna zwei richtig fleißige Helferlein, die sich rührend um die Zwillingsbrüder kümmerten.

Werner und Reinhard wuchsen sehr behütet auf und lange Zeit konnte der Krieg, der bereits draußen tobte, von ihnen ferngehalten werden.

Dann wurde die Schule zum Lazarett und was viel schlimmer war, der älteste Sohn der Familie musste in den Krieg ziehen und kam dann nie mehr wieder ... bis heute ist nicht bekannt, was Günter zugestoßen ist.

Walter, der zweite Sohn, konnte vor der ungeliebten Lehre als Grubenschlosser fliehen und sich Richtung Dortmund durchschlagen. Vater und Mutter und die Zwillinge machten eine entbehrungsreiche Zeit durch, nachdem der Krieg beendet war. Ihre Heimat war an die Polen gefallen. Und schließlich kam der Ausweisungsbefehl. Die Familie musste Schlesien verlassen. Der Neubeginn in einem Schwarzwalddorf war alles andere als leicht ...

Aber mehr verrate ich nicht. Ich habe das Buch in einem Rutsch durchgelesen. Die kleinen Streiche der Buben, die lustigen Verwechslungsgeschichten im Erwachsenenalter ... das ist so typisch für Zwillinge und liest sich einfach gut.

Am wenigsten mochte ich Passage über die Kriegs- und Nachkriegszeit. Sie ist glücklicherweise kurz gehalten. Und dann gab es natürlich die typischen Verwechslungen in Kombination mit den Freundinnen und späteren Frauen.

Das späte Wiedersehen mit der ehemaligen Heimat rundet das Buch über Werner und Reinhard ab. Es lässt mich etwas wehmütig zurück ...

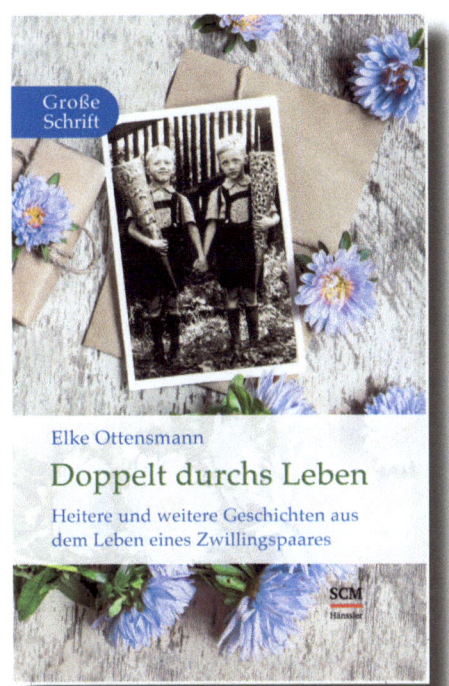

Elke Ottensmann, „Doppelt durchs Leben - heitere und weitere Geschichten aus dem Leben eines Zwillingspaares", Verlag SCM Hänssler, 14,99 Euro (D), 15,50 Euro (A), ISBN 978-3-7751-5925-8

Wir verlosen dieses Buch. Wer es lesen möchte, schreibt an info@twins.de

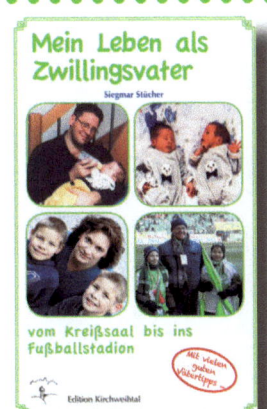

Aus dem Leben eines Zwillingsvaters

Siegmar Stücher war einer der ersten Zwillingsväter, die zur Feder griffen und aus ihrem turbulenten Alltag mit Zwillingen berichteten. Sein Buch wird im Handel und bei uns unter www.twins.de angeboten.

ISBN 978-3-927058-34-7, 19,90 Euro, auch im Buchhandel (online & Ladengeschäfte)

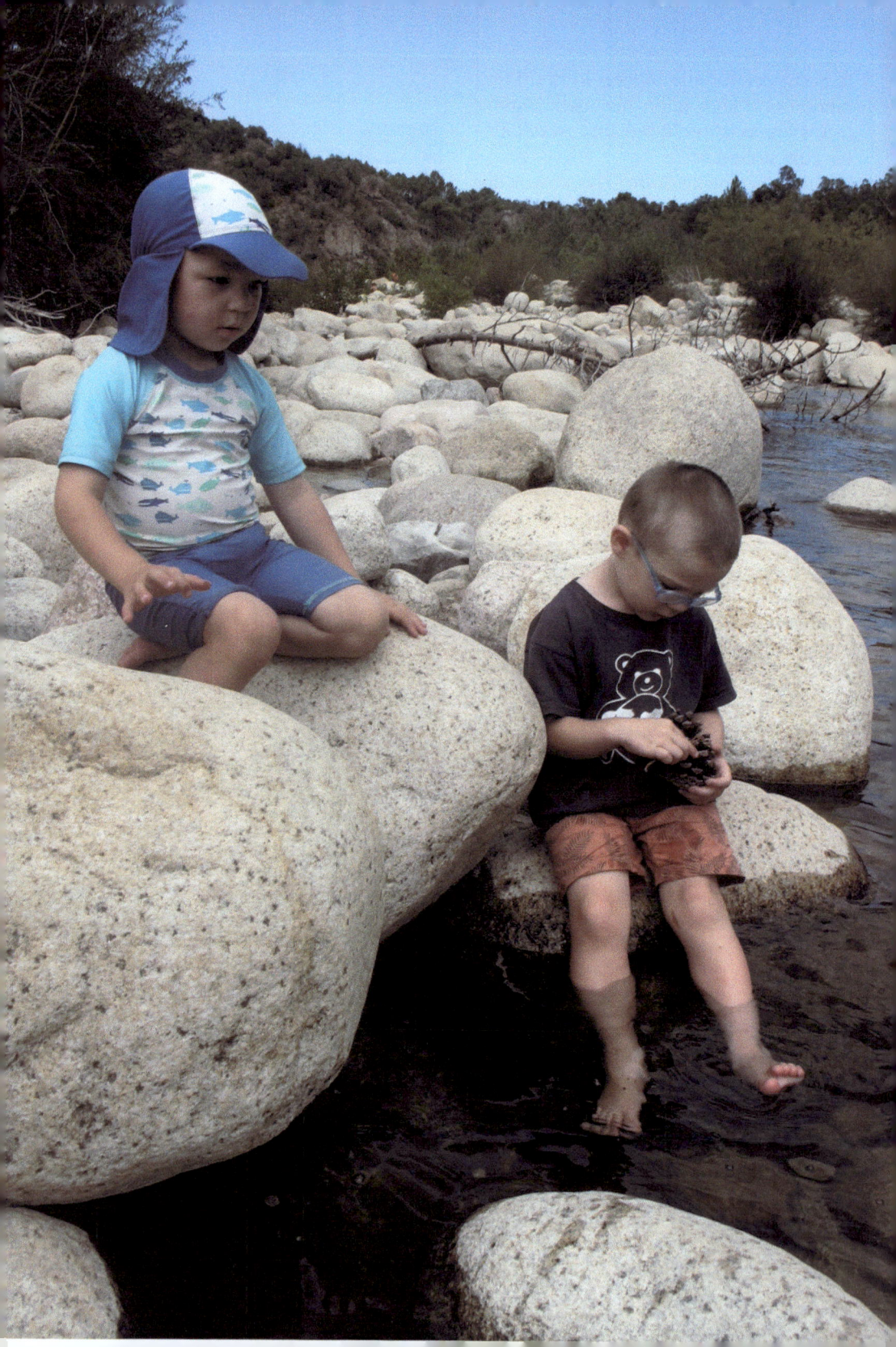

Korsika mit Korbinian und Vinzenz

Ist Korsika nicht zu weit weg? Wie wird die Fahrt auf der Fähre verlaufen? Zwillingsfamilie F. hat es gewagt und einen tollen Sommerurlaub auf Korsika gehabt. Und wo geht es dieses Mal hin?

Auch unser Sommerurlaub stand im Jahr 2018 ganz unter der französischen Flagge. Nach unserem einwöchigen Elsassaufenthalt in den Pfingstferien entschieden wir uns im Sommer für eine französische Insel.

Das Abenteuer beginnt mit langen Wartezeiten am Hafen.

Die Überfahrt mit der Fähre von Genua nach Bastia auf Korsika erwies sich mit unseren vier Kindern als ziemlich strapaziös. Nach einer etwa siebenstündigen Autofahrt von München nach Genua (einige Tage zuvor war erst die Ponte Morandi-Brücke eingestürzt) und einem ausgiebigen Großeinkauf in einem dortigen Supermarkt, da auf Korsika alle Lebensmittel deutlich teurer sind, reihten wir uns etwa drei Stunden vor der geplanten Fährabfahrt in die Autoschlangen ein - und waren dabei keineswegs unter den ersten.

Die Wartezeit am Hafen zog sich relativ lange hin, bis unsere Autoschlange mit dem Verladen an der Reihe war, dauerte es nochmals eine ganze Weile. Aber dann - mit einer viertelstündigen Verspätung, also für italienische Verhältnisse mehr als pünktlich - stachen wir gegen 21.15 Uhr in die See.

Wir hatten uns bewusst für eine Nachtfähre entschieden in dem Glauben, auf diese Weise etwas länger schlafen zu können als dies der Fall gewesen wäre, wenn wir uns in einem Hotel in Genua für eine Nacht eingemietet hätten.

Dies erwies sich allerdings zumindest für mich - als ein Trugschluss. Als ich den völlig übermüdeten Korbi gegen 22.30 Uhr endlich ins Bett bringen wollte (aus Kostengründen hatten wir nur zwei sehr enge Doppelkabinen gebucht), gab es plötzlich einen dumpfen Knall, dem nach einer Sekunde ein herzzerreißendes Weinen von Vinzi folgte, der aus Mund und Nase heftig blutete.

Während das Nasenbluten relativ schnell wieder gestoppt war, versiegte das Blut aus dem Mund nicht und Vinzi klagte über starke Schmerzen. Da ich nicht daran gedacht hatte, in den Fährenkoffer noch Notfallmedikamente einzupacken, entschloss ich mich, mit dem immer noch schmerzerfüllt weinenden Vinzi auf dem Arm und den anderen drei absolut bettreifen Kindern im Schlepptau doch den italienischen Schiffsarzt aufzusuchen.

Ein Schiffsarzt, wie wir ihn uns vorstellen ...

Dieser schien allen anderen Vorstellungen - sowohl die medizinische Fachkompetenz betreffend wie auch seiner Optik nach (ganz in weiß, allerdings nicht in einen Kittel gekleidet, sondern in einer hautengen Stretchjeans, aus der ein beachtlich großer Bauch hervorquoll, der mehrere Hemdknöpfe immer wieder aufplatzen ließ, seine dichten, schwarzen Brusthaare umspielten einige imposante Goldketten, mindestens ebenso viel Gold war in seiner Nase und den Ohren zu finden) - mehr als denen eines Arztes zu entsprechen.

Aber immerhin bekamen wir für Vinzi, nachdem der Arzt äußerst stümperhaft und zudem noch absolut nicht kindgerecht versucht hatte, mit einer Art Verband als Tamponade umfunktioniert, die Blutung in der Nase zu stoppen und Eis zur Kühlung des angerissenen Lippenbändchens hervorgezaubert hatte, ein Schmerzzäpfchen überreicht.

Endlich Nachtruhe bei hohem Seegang.

Gegen 23.00 Uhr schliefen dann tatsächlich Vinzi in meinem 70 Zentimeter breiten Bett, unsere 9-jährige Franzi in dem oberen Stockbett und in der anderen Kabine mein Mann oben. Die 15-jährige Katharina teilte sich mit dem knapp vierjährigen Zwillingsbruder von Vinzi, Korbi, das untere schmale Bett.

Nach kurzer Zeit war aus der Nachbarkabine mit meinem Mann sonores Schnarchen zu vernehmen. Nur ich vermochte beim besten Willen nicht, die Augen zu schließen, teils aufgrund des doch recht spürbaren Seegangs, teils bedingt durch die Platznot wegen des Bettteilens, immer wieder Mal auch aus Angst, dass das Schiff sinken könnte. Während der Rest der Familie von dem hohen Seegang nichts bekommen hatte, wurde ich immerhin bei der Rückfahrt zwei Wochen später von einem Familienvater, der mittlerweile bereits das elfte Mal in Folge nach Korsika übersetzte, aufgeklärt, dass es noch nie so heftigen Wellengang wie auf unserer Überfahrt gegeben hätte.

Schließlich kamen wir, die einen mehr, die anderen weniger ausgeschlafen am nächsten Morgen bei strahlendem Sonnenschein in Bastia an.

Urlaub auf dem Campingplatz.

Etwa 1,5 Stunden von der korsischen Hafenstadt entfernt liegt an der Ostküste, die am besten für Familien mit kleineren Kindern geeignet ist, das Städtchen Ghisonaccia. Dort bezogen wir auf einem 5-Sterne-Campingplatz „Arinella Bianca" dank unseres Kinderkleeblattes eines der größten Mobilehomes mit drei Schlafzimmern.

In unserem zweiwöchigen Urlaub lernten wir die verschiedenen Seiten Korsikas kennen. Wir wechselten stets zwischen Ausflügen (von mir am meisten geschätzt) und Tagen am Pool und am Meer (die bei den Kindern im höchsten Kurs standen). So erkundeten wir die älteste städtische Siedlung ganz Korsikas, Aléria, genossen die Idylle des Étang d'Urbino (für seine Austernzucht bekannt), trabten bei größter Hitze durch die südlich gelegenere Stadt Porto-Vecchio, erlebten den Reiz von Korsikas heimlicher Hauptstadt Corte, konnten in herrlicher Natur ein kostenloses Thermalbad in Pietrapola nehmen und machten erste Erfahrungen mit einer zweistündigen Kajaktour auf Korsikas zweitlängstem Fluß, dem Tavignano.

Kajaktour mit Unwetter.

Für letzteres hatten wir extra einen Tag abgewartet, an dem die Sonne nicht erbarmungslos herunterknallte und es laut Bootsverleiher „frühestens erst ab 17.00 Uhr Gewitterschauer geben" würde. Leider hielt sich das mittägliche Wetter nicht an die Vorhersagen und wir konnten, als wir gerade mühsam durch den Tavignano zum Meer gepaddelt sind,

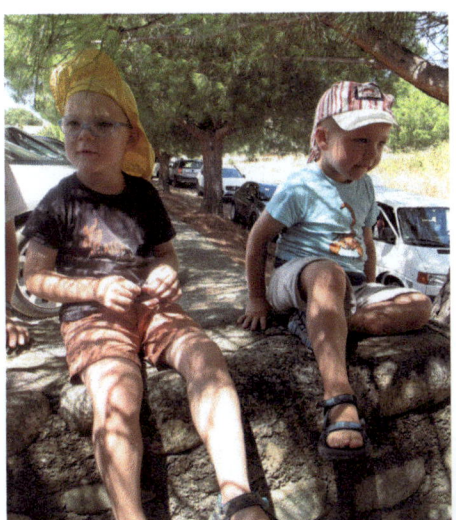

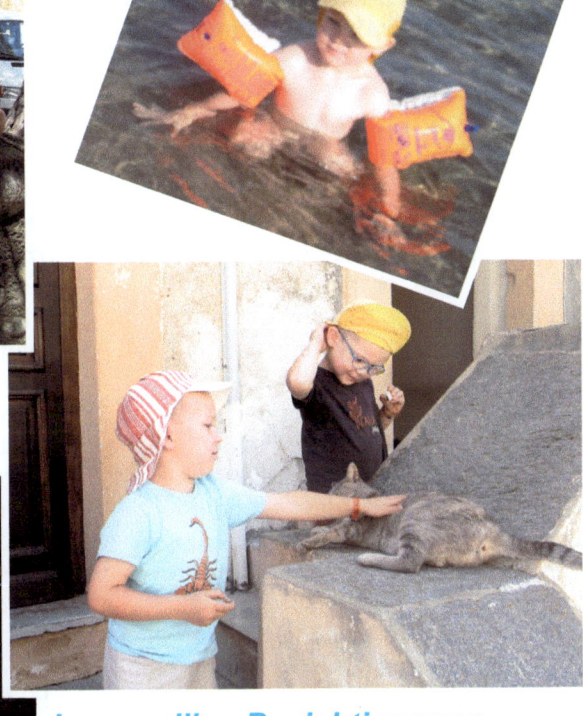

... und jede
Menge Meer

Kleine Pause im Schatten von Pinien. (oben)

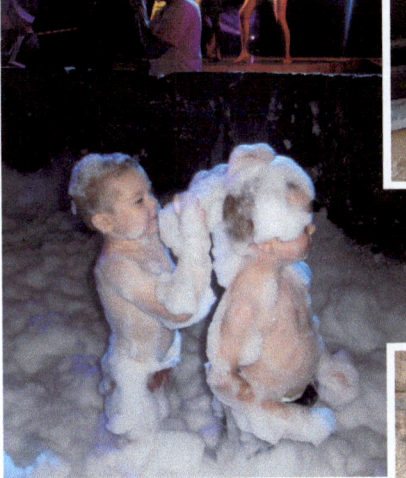

Langweilige Besichtigungen machen dank einer Katze, die sich streicheln lässt, mehr Spaß.

Discoparty mit Schaumbad (oben) ...

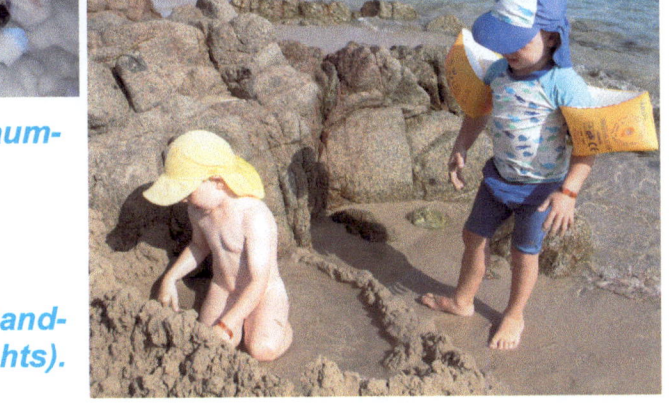

Strandparty mit Sandbad (rechts).

den dortigen unberührten Strand nicht recht genießen, da sich der Himmel immer schwärzer färbte. So paddelten wir so schnell es ging, wieder zurück zum Bootsverleih, getrieben durch immer stärker werdenden Regen, ohrenbetäubend lautem Donner und beängstigend nahen Blitzen.

Wahnsinnsunwetter und das mitten auf einem Fluss ...

Dass mein Mann in seiner Angst so schnell in seinem Boot mit Franzi davon paddelte, dass er meine angsterfüllten Schreie nicht mehr wahrnahm und ich deshalb mit den Zwillingen und Kathi ebenfalls so schnell es ging, weiterpaddelte, ließ zwar einerseits den Zorn auf meinen so wenig fürsorglichen Mann wachsen, andererseits sollte es sich kurz danach rausstellen, dass es goldrichtig war, nicht etwa das Boot ans Ufer zu ziehen und dort das Schlimmste des Unwetters abzuwarten.

Nur fünf Minuten, nachdem wir endlich das rettende Ufer erreicht hatten, setzte ein derart starkes Unwetter ein, dass wir selbst im fahrenden Auto, in dem wir uns in absoluter Sicherheit gewähnt hatten, erneut Angst bekamen. War der Regen doch von einer so unglaublichen Intensität, dass wir trotz unseres sehr leistungsstarken Scheibenwischermotors so gut wie nichts mehr von der Fahrbahn erkennen konnten.

So unterschiedlich sind unsere Zwillinge.

Immer wieder faszinieren mich - auch auf Reisen - die unterschiedlichen Vorlieben unserer Zwillingssöhne. Während Vinzi zum Beispiel zusammen mit seiner Schwester Franziska Abend für Abend mit Feuer und Eifer bei der Kinderdisco teilnahm und eine für sein Alter äußerst beachtliche Choreographie nachtanzte, bevorzugte Korbinian während der gesamten zwei Urlaubswochen in der Kinderdiscozeit meinen Schoß, auf dem er aber auch nach Ende der Disco ganz ruhig, teilweise bis 22.30 Uhr, der anschließenden Show folgen wollte.

Vinzi dagegen wurde bereits im ersten Drittel der Show äußerst unleidlich und drängte den Papa so lange, bis dieser sich von seinem Stuhl erhob und sich auf der „heimischen" Terrasse erbarmte, noch ein Uno zu spielen.

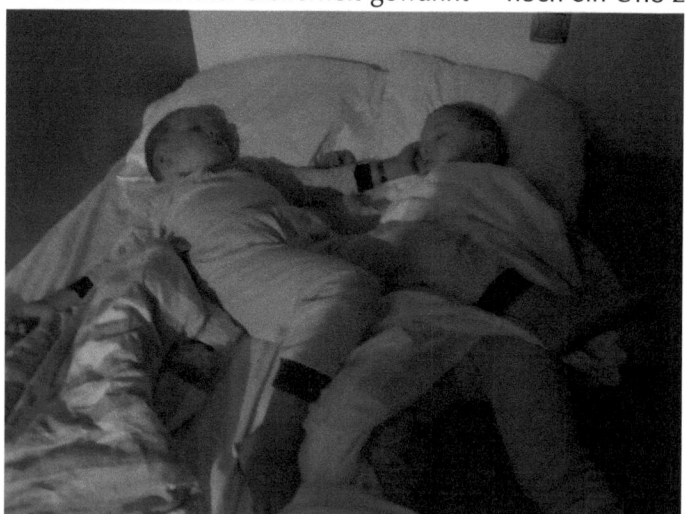

Geschafft! Die Zwillinge Vinzenz und Korbinian haben einen anstrengenden Urlaubstag hinter sich. Was gibt es Schöneres als ein gemeinsames Schläfchen?

Das von mir sehr gefürchtete „Endlich Windelfrei"-Projekt, das zu Hause schon zweimal missglückt war, lastete in der ersten Urlaubswoche umso schwerer auf meinen Schultern und gipfelte in einer über einstündigen Schreiarie bei Vinzenz, der zu meiner großen Verzweiflung so gar nicht von seiner heiß geliebten Windel Abschied nehmen wollte. Als ich dies aber durchgestanden hatte, wurden die beiden rasch ziemlich zuverlässig trocken.

Endlich windelfrei!

Korbi dagegen hatte das Entreißen der Windel relativ stoisch zur Kenntnis genommen, ignorierte jedoch zu Beginn völlig die Existenz von Toiletten.

Es gab immer wieder Situationen, in denen ich unsere Kinder, gerade die Zwillinge, verfluchte wie zum Beispiel in dem schönen mittelalterlichen Städtchen Corte, wo eine Besichtigung der Festung erst nach einem viermaligen Bezwingen der zahlreichen steilen Steintreppen meinerseits möglich war.

Zuerst redete ich mit Engelszungen auf Franzi ein, sich trotz großer Hitze und nicht vorhandener Anstrengungsbereitschaft Richtung der Festung zu bewegen. Kaum oben angekommen, musste ich Vinzenz einfangen, dem alles zu langweilig erschien und der deshalb bereits den Rückweg angetreten hatte, und als dieser endlich wieder bei der gesamten Familie war, klagte Korbi über unstillbaren Hunger, so dass ich Proviant vom Kinderwagen holte, der unten auf dem Hauptplatz vor dem Beginn der steilen Treppenstufen geparkt war ...

Nichtsdestotrotz können wir allen Familien mit kleinen wie auch mit großen Kindern eine Reise nach Korsika sehr empfehlen. Hier kommt jeder auf seine Kosten, sei es wander-, bade- oder auch kulturmäßig. (Dorothea F.)

Das sagt die Redaktion dazu: Beim Lesen kamen alte Erinnerungen auf. Jahrelang haben wir schönste Ferien mit unseren Zwillingen und dem „kleinen" Nicolai auf der italienischen Insel Elba verbracht. Die nur einstündige Fahrt mit der Fähre von Piombino nach Portoferraio auf Elba war stets ein toller Auftakt. Auch Elba ist zu 100 Prozent empfehlenswert!

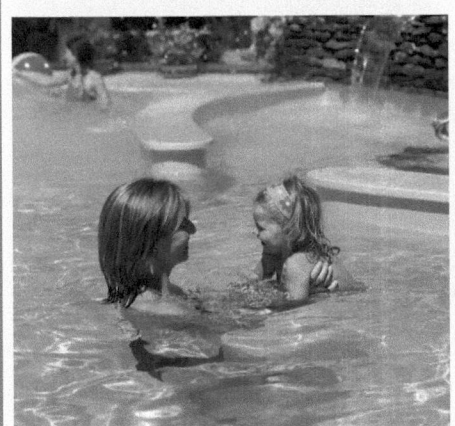

Kater Speedy stellt sich vor: Titelbild Ausgabe 39

Jetzt wissen wir schon eine ganze Menge über unsere Titelkinder, die Zwillinge Leon und Leonie. Sie sind begeisterte Fußballer und Fußballfans vom FC Ingolstadt, sie sind gerade neun geworden, haben ein tolles, neues Spiel entdeckt ... aber von Kater Speedy wissen wir fast nichts. Der ist nämlich die Hauptperson auf unserem Titelbild. Speedy ist gerade 11 Jahre alt geworden und lebt schon - seit er als sechs Wochen altes Katzenbaby zur Familie kam, bei Zwillingsfamilie K. in Ingolstadt.

Am liebsten Hähnchen ...

Der ältere Bruder der Zwillinge, Julian, hatte sich sehnsüchtig einen Kater (und eine Katze) gewünscht. Jetzt ist der brave Kater vor allem Liebling von Mama Sabine und Zwilling Leonie. Am liebsten frisst Speedy übrigens Hühnchenfleisch.
Und er ist sehr gescheit ... „Einmal hat er sein Halsband verloren und der Papa hat ihn geschimpft und gesagt, er soll es gefälligst suchen", erzählt Zwillingsmutter Sabine, „und am nächsten Tag hat er das Halsband doch glatt im Maul wie Hund wieder gebracht!"
Wie man sieht, ist Speedy für jeden Klamauk zu haben und wird von den Zwillingen nicht nur deshalb heiß geliebt.
Natürlich machen die beiden nicht nur Faxen mit dem gemütlichen Speedy, der schneller rennen kann, als man denkt.

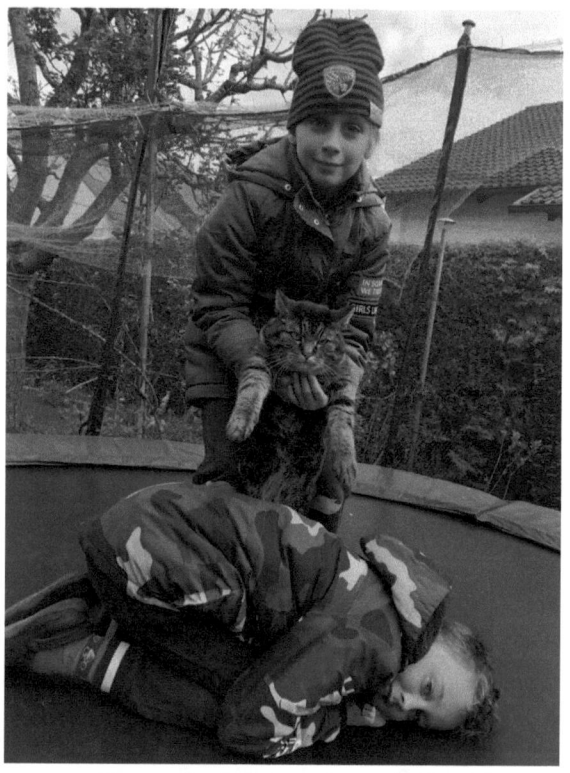

Speedy lebt schon seit elf Jahren bei „seiner" Familie. Da waren Leon und Leonie noch gar nicht geboren ...

Sie geben ihm auch zu fressen, kämmen ihm sein schönes, dichtes Katzenfell ... und schmusen mit dem Kater, der ein Hund sein könnte.

Titelbild für September/Oktober?

Wer schickt uns ein schönes Zwillingsfoto mit einem herbstlichen Motiv? Schreibt an **info@twins.de**

1-er, 2-er, 3-er Vehikel und mehr
MOBIL mit Kindern
www.zwillingsburg.de
Zwillingswickelauflage
Zwillingswiege
Unsere Zwillingsausstattung? Na klar von www.zwillingsburg.de!
• Der Spezialist für Mehrlingsartikel
• 10 % Zwillingsrabatt auf viele Artikel
• Lieferung auf Abruf: Wir lagern gerne Ihre Bestellungen bis zur Geburt
Gerne beraten wir Sie rund um das Thema Mehrlinge!
Annette Wulf · Tel. 08 41 – 15 96 736 · info@zwillingsburg.de · www.zwillingsburg.de

SCHÖNE MODE UND GESCHENKE FÜR ZWILLINGE, MÄDCHEN UND JUNGEN!
LiebZwei
DIE EINZIGARTIG SIND
www.liebzwei.de

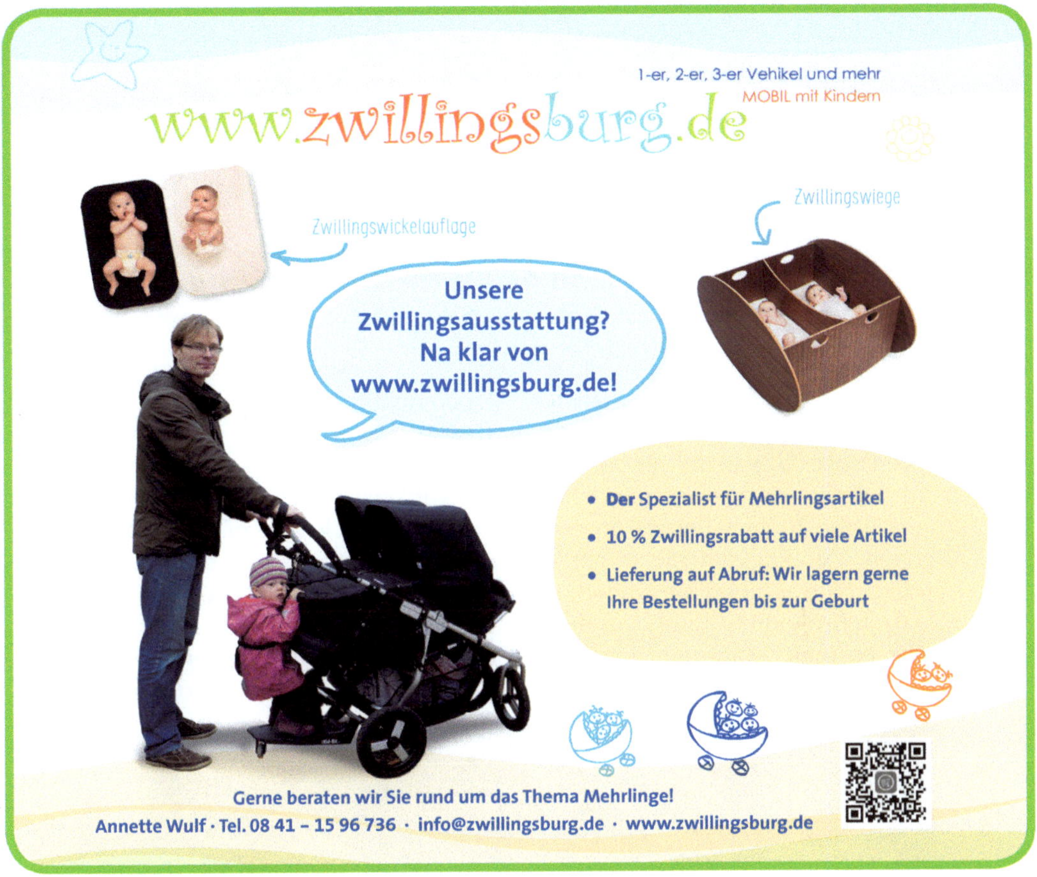

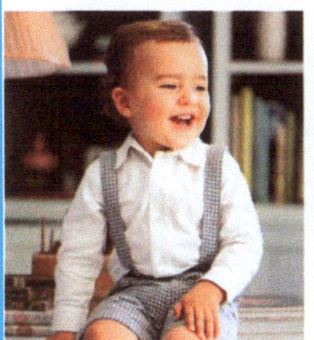

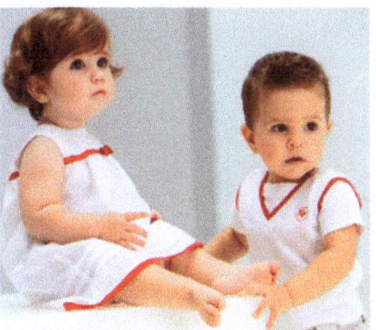

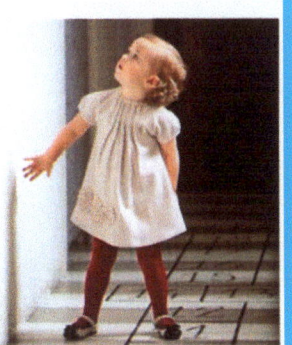

Besuch in Hellabrunn: Kohl-dampf, Klo & Krokodile

Die Zwillinge Korbinian und Vinzenz hatten schon viel von Kro-kodilen gehört. Und jetzt wollten sie die Ungeheuer endlich ein-mal live erleben. Die Zwillingsfamilie machte sich auf in den Münchner Tierpark Hellabrunn.

Dass Krokodile zumeist im Süßwasser le-ben und nur das gefährlichste Krokodil, das Leistenkrokodil, sowohl im Süß- als auch im Salzwasser zu finden ist, hat-te unsere große Tochter bereits unseren vierjährigen Zwillingssöhnen anschau-lich erklärt. Nun wollten sie unbedingt auch Mal ein Krokodil in natura ansehen. So besuchten mein Mann und ich ohne unsere große Tochter, dafür mit dem

Übernachtungsbesuch unserer jüngeren Tochter sowie unseren beiden Jungs an einem Samstag den Tierpark Hellabrunn. Obwohl wir gleich nach dem reichhal-tigen Frühstück von zu Hause losgefah-ren sind, war während der gut einstün-digen Fahrt mit S-Bahn und Bus bereits die Hälfte der üppigen Brotzeit verputzt. Die Zeit, in der die Kinder nicht mit Es-sen beschäftigt waren, vertrieben sie sich

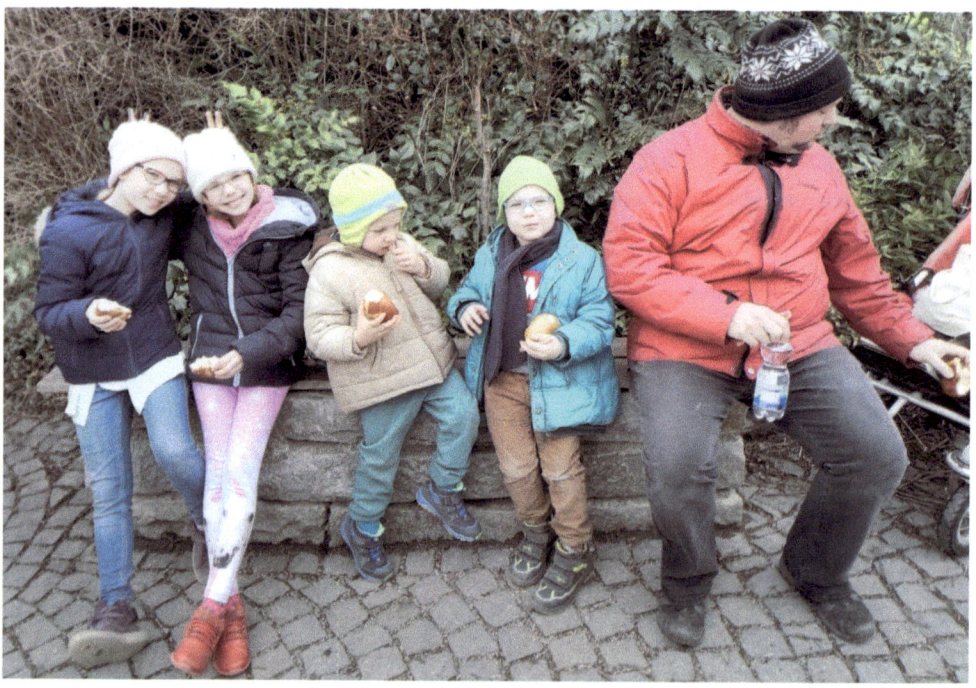

Hunger und Durst statt Krokodil und Flamingo - Schwester, Freundin, Zwillinge und Papa - der Semmelretter ...

mit Streitereien um die besten Fenstersitzplätze.

Kaum waren wir endlich im Tierpark angelangt, musste das erste Kind auf die Toilette. Als wir gerade mit dem Zoorundgang starten wollten, verspürte das zweite Kind ein dringendes Bedürfnis, weitere 10 Minuten später mussten die anderen beiden Kinder.

Eine wandelnde Imbissbude: Mama Dorothea

Danach wurden wir von allen Seiten mit „Hunger- und Durstrufen" bedrängt. Ich verwandle mich bei Ausflügen stets in eine wandelnde Imbissbude, bei der die Kinder innerhalb weniger Stunden deutlich mehr verspeisen als an einem gesamten Tag zu Hause.

Als wir uns nach zwei Stunden noch immer im Dunstkreis des Flamingoeingangs befanden, turnten die Kinder mit ihrer Brotzeit so wild herum, dass Korbi plötzlich ganz aufgelöst zu uns kam und von seiner verlorenen Semmel berichtete, die in den Flamingograben gestürzt war.

Papa rettet eine Semmel ...

Todesmutig beugte sich der Papa darauf bäuchlings über das Geländer, um nach der Semmel zu fischen, bevor sie von den Flamingos entdeckt wurde. Er bot uns eine akrobatische Meisterleistung, als er unvermittelt das Gleichgewicht verlor und der vollen Länge nach auf dem Boden landete. Sein voller Einsatz wurde immerhin belohnt, Korbi hielt seine Semmel wieder in den Händen und konnte sie genussvoll verspeisen.

Nachdem wir Affen, Krokodile und Fische bestaunen durften, jammerten unsere Söhne immer mehr, dass sie jetzt aber unbedingt in den Wildpark Poing weiterfahren wollten. Als ich ihnen beruhigend erklärte, dass sie auch im Münchner Tierpark Rehe und Wildschweine sehen könnten, skandierten sie weiterhin „Wildpark, Wildpark", winkten nur abgeklärt ab und meinten, dass sie doch unbedingt zu den dortigen Baggern wollten.

Zufällig entdeckten wir kurze Zeit später zur großen Freude unserer Zwillinge einen solchen Bagger neben dem Streichelzoo auf einem Spielplatz. Übrigens verbrachten wir prozentual deutlich mehr Zeit auf den zahlreichen Spielplätzen als wir Tiere zu Gesicht bekamen.

Mein Handy geht baden ...

Als wir schon zum x-ten Mal unter der großen Begeisterung von Groß und Klein über die lange Hängebrücke hin- und hergelaufen waren, beantwortete ich rasch einer Lateinschülerin per Whats App Fragen bezüglich zweier grammatikalischer Phänomene.

Mein Handy steckte ich anschließend nur schnell in die linke Jackentasche. Ungünstigerweise hüpften in diesem Moment sehr viele Kinder auf einmal auf der Hängebrücke und plötzlich fiel mein Handy aus der Tasche in das Wasser. Glücklicherweise konnten wir es relativ schnell aus dem Wasser fischen und nach einer tagelangen Trocknungsaktion war es tatsächlich wieder funktionsfähig. Als wir endlich bereit gewesen wären, die nächsten Tiere zu besuchen, mussten wir feststellen, dass alle Tierhäuser bereits geschlossen hatten.

Zudem fing es unerwartet an, in Strömen zu regnen. So konnte das reichliche Wasser von oben wenigstens meine Jacke etwas vorreinigen, auf der anscheinend zum großen Amusement der Kinder kurz zuvor ein Vogel seine Notdurft sehr gut sichtbar verrichtet hatte ... (Dorothea F.)

Folgende Ausgaben unserer neuen Zeitschrift sind jederzeit & immer zu haben unter www.twins.de und auf allen gängigen Internet-Buchbestell-Portalen. Als Buch für 9,90 €, als E-Book für nur 7,99 € (nur bis Ausgabe 17). Von Ausgabe 01 bis inklusive Ausgabe 20 wurde das Magazin unter dem Titel: „Das neue ZWILLINGE Magazin" veröffentlicht. Danach haben wir die Zeitschrift umbenannt, damit sie im Internet besser gefunden wird.

- Das neue ZWILLINGE Magazin - Ausgabe 01: ISBN 978-3-927058-22-4 (print 9,90 €)
- Das neue ZWILLINGE Magazin - Ausgabe 02: ISBN 978-3-927058-25-5 (print 9,90 €)
- Das neue ZWILLINGE Magazin - Ausgabe 05: ISBN 978-3-927058-36-1 (print 9,90 €)
- Das neue ZWILLINGE Magazin - Ausgabe 06: ISBN 978-3-927058-53-8 (print 9,90 €)
- Das neue ZWILLINGE Magazin - Ausgabe 07: ISBN 978-3-927058-60-6 (print 9,90 €)
- Das neue ZWILLINGE Magazin - Ausgabe 08: ISBN 978-3-927058-65-1 (print 9,90 €)
- Das neue ZWILLINGE Magazin - Ausgabe 09: ISBN 978-3-927058-67-5 (print 9,90 €)
- Das neue ZWILLINGE Magazin - Ausgabe 10: ISBN 978-3-927058-73-6 (print 9,90 €)
- Das neue ZWILLINGE Magazin - Ausgabe 11: ISBN 978-3-927058-79-8 (print 9,90 €)
- Das neue ZWILLINGE Magazin - Ausgabe 13: ISBN 978-3-927058-84-2 (print 9,90 €)
- Das neue ZWILLINGE Magazin - Ausgabe 14: ISBN 978-3-927058-90-4 (print 9,90 €)
- Das neue ZWILLINGE Magazin - Ausgabe 15: ISBN 978-3-927058-93-4 (print 9,90 €)
- Das neue ZWILLINGE Magazin - Ausgabe 16: ISBN 978-3-927058-95-8 (print 9,90 €)
- Das neue ZWILLINGE Magazin - Ausgabe 17: ISBN 978-3-927058-97-2 (print 9,90 €)
- Das neue ZWILLINGE Magazin - Nr. 18: ISBN 978-3-927058-99-6 (nur print - 7,99 €)
- Das neue ZWILLINGE Magazin - Nr. 19: ISBN 978-3-927058-39-2 (nur print - 7,99 €)
- Das neue ZWILLINGE Magazin - Nr. 20: ISBN 978-3-927058-43-9 (nur print - 7,99 €)
- ZWILLINGE - DAS MAGAZIN - Nr. 21: ISBN 978-3-927058-46-0 (nur print - 7,99 €)
- ZWILLINGE - DAS MAGAZIN - Nr. 22: ISBN 978-3-743141-65-0 (nur print - 7,99 €)
- ZWILLINGE - DAS MAGAZIN - Nr. 24 ISBN 978-3-7431-6633-2 (print 7,99 €)
- ZWILLINGE - DAS MAGAZIN - Nr. 25 ISBN 978-3-7431-7302-6 (print - 7,99 €)
- ZWILLINGE - DAS MAGAZIN - Nr. 26 ISBN 978-3-7448-1375-4 (print - 7,99 €)
- ZWILLINGE - DAS MAGAZIN - Nr. 27 ISBN 978-3-7448-6986-7 (print - 7,99 €)
- ZWILLINGE - DAS MAGAZIN - Nr. 28 ISBN 978-3-7448-9922-2 (print - 7,99 €)
- ZWILLINGE - DAS MAGAZIN - Nr. 29 ISBN 978-3-7460-1535-4 (print - 7,99 €)
- ZWILLINGE - DAS MAGAZIN - Nr. 30, ISBN 978-3-7460-6536-6 (Print - 7,99 €)
- ZWILLINGE - DAS MAGAZIN - Nr. 31, ISBN 978-3-7460-7517-4 (Print - 7,99 €)
- ZWILLINGE - DAS MAGAZIN - Nr. 32, ISBN 978-3-7528-5015-4 (Print - 7,99 €)
- ZWILLINGE - DAS MAGAZIN - Nr. 33, ISBN 978-3-7528-3996-8 (Print - 7,99 €)
- ZWILLINGE - DAS MAGAZIN - Nr. 34, ISBN 978-3-7448-8516-4 (Print - 7,99 €)
- ZWILLINGE - DAS MAGAZIN - Nr. 35, ISBN 978-3-7481-8206-1 (Print - 7,99 €)
- ZWILLINGE - DAS MAGAZIN - Nr. 36, ISBN 978-3-7481-7183-6 (Print - 7,99 €)
- ZWILLINGE - DAS MAGAZIN - Nr. 37, ISBN 978-3-7392-0469-7 (Print - 7,99 €)
- ZWILLINGE - DAS MAGAZIN - Nr. 38, ISBN 978-3-7347-9177-2 (Print - 7,99 €)
- alle übrigen sind inzwischen ausverkauft

**Jedes Magazin (Buch) im Internet oder über www.twins.de
Ausgaben 01 - 17 und ab Ausgabe 24 auch wieder als E-Book auf
Amazon & anderen Portalen für 5,99 €.**

**Nächste Ausgabe: ZWILLINGE - DAS MAGAZIN -
Ausgabe 40 = Sept./Oktober 2019 voraussichtlich ab 20. Sept. 2019*)**

*) da das Heft bei Books on Demand produziert wird, können wir keinen definitiven Termin für das Erscheinen angeben, da wir auf die Produktionszeiten von BoD keinerlei Einfluss haben.